LA BELLEZA Y EL CUIDADO DE LA PIEL

Una manera práctica de lucir más joven

Dr. Hugo Romeu M.D.

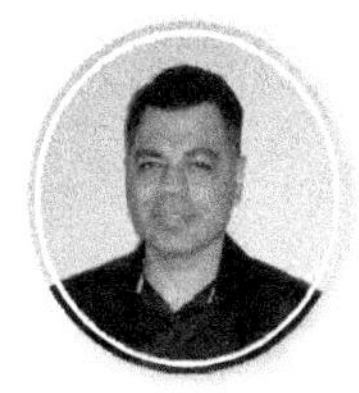

Revisión y Edición por Amit Suneja

Amit Suneja es un exitoso emprendedor, que ha iniciado, comprado, construido y vendido negocios relacionados con alternativas de salud natural y cuidado de la piel.

Amit es graduado en "El Colegio de William y Mary", más conocido como el alma mater de George Washington y Thomas Jefferson. Como muchos de los antiguos alumnos, Amit es un escritor prolífico y piensa fuera de la caja. A pesar de que proviene de empresas exitosas de Wall Street y tiene un historial probado en el marketing; una experiencia cercana a la muerte fue el catalizador que impulsó a Amit a perseguir sin descanso el descubrimiento de alternativas naturales para la salud.

Aunque no tiene una formación académica en Ciencias de la Salud, hoy en día muchos médicos prominentes buscan la consulta de Amit con respecto a las alternativas naturales para la salud, debido a sus formulaciones innovadoras, y su historial en el desarrollo de productos para la industria de la salud y la belleza.

Amit ha creado compañías desde cero que han generado millones de dólares en ingresos, y lo más importante ha ayudado a miles en la recuperación de su salud.

Actualmente está involucrado en una serie de innovaciones en la industria de la belleza, vitaminas y suplementos, así como en la investigación y aplicaciones de células madre

*"Véase más joven,
mientras envejece"*

Indice
Introducción

Introducción

Un día le solicité a un amigo, Carlos Berenguer, escritor, para que me ayudará a registrar (copyright) algunos tópicos referentes al cuidado de la piel, investigación científica y la salud en general. El incentivo fue que varios de mis trabajos e investigaciones realizadas estaban siendo usadas por sitios digitales (web sites) y por compañías no autorizadas para hacerlo.

Durante un mes, Carlos me mostró varios cientos de páginas de trabajo, con variedad desde filosofía hasta histología e investigación médica. Los tópicos escogidos son lo mejor tomados aleatoriamente, sin intención inicial de que fuese un libro. Después de echar un vistazo a la compilación del trabajo, fue obvio que había material para tres libros diferentes. Uno enfocado en la ciencia y en la salud física, otro en la investigación farmacéutica y tratamiento de las dolencias comunes, y otro sobre la base espiritual de la vida dedicada a la práctica de la medicina.

Este es el primero de tres. Nosotros vamos a preparar una gran variedad de artículos realizados en los 2 últimos años. Mi preparación profesional es en Medicina, patología, educación e investigación

Lo lección más importante aquí es creer que la vida tiene un significado y que la manera en que Usted vive tiene consecuencias

Éste es un intento de compartir una visión personal, en donde hay puntos en común para cada médico preocupado, estudiante o paciente.

Este libro tiene más trascendencia si es interactivo. Por favor envíe sus comentarios, ideas y sugerencias a Hugo@Romeuclinical.Com o dr.Hugoromeu@yahoo.Com

Agradecimientos

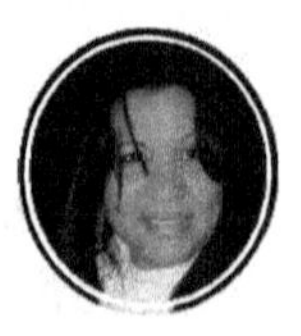

Mi vida no tendría significado o trascendencia sin mi familia. Sería una mezcla vacía de ideas y comportamientos desordenados. En vez de eso, todo que pienso y hago tiene consecuencias para todos.

Si hay éxito, es respaldado y compartido con aquellos que quiero. Si hay dolor y fracaso, están a mi lado para darme fuerza y la esperanza.

Habiendo dicho esto, mi esposa Francis Zulueta Romeu, que ha sido mi equipo durante más de 30 años, se merece la primera mención. Sin su recuerdo constante de lo importante que es ser honesto y ético, y su apoyo inquebrantable, mi vida no tendría sentido.

No podría existir de no ser por mi Madre y Padre, Enna y Eduardo Romeu. Me mostraron la importancia de la familia y la ética en el trabajo. A través de ellos vi claramente que todo es posible con trabajo duro y perseverancia.

Srila Prabhupada me introdujo a la filosofía de Vaisnavism y Vedic. Desde mi adolescencia hasta el presente, el cantar del mantra de maha, y el servicio devoto se solidifican y dan significado a esta existencia bendita.

Hugo Romeu, MD

Om ajnana-timirandhasya jnananjana-
salakaya caksur unmilitam yena
tasmai sri-gurave namah

Yo nací en la más oscura ignorancia, mi
maestro espiritual me abrió los ojos con
la llama del conocimiento.
Le ofrezco mi respetuosa reverencia.

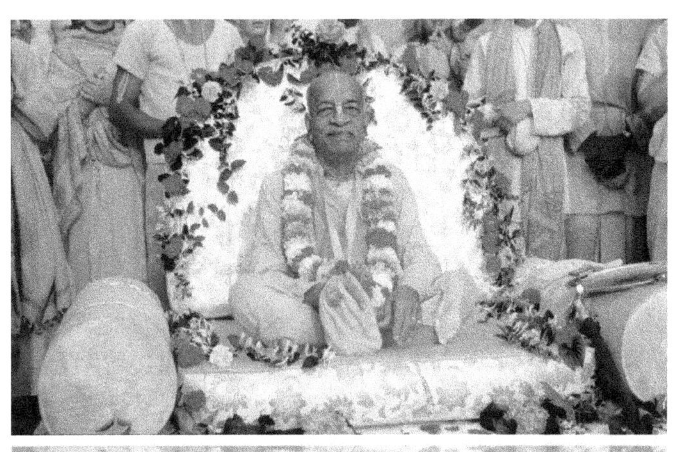

Capítulo Uno

La gran mentira: La belleza es solamente superficial

El reloj está haciendo tictac y el calendario está avanzando más rápido que antes.

Cuanto mayor usted se hace... más rápido parece que pasa el tiempo ¿cierto?

No importa cuán buena sea su dieta o el grado de paz alcanzado, el desgaste que llega con el envejecimiento se manifestará.... Tarde o temprano. Cada órgano empieza a cambiar perdiendo elasticidad. Los signos de disminución de la capacidad funcional de la piel se hacen cada vez más evidentes

Debemos aceptar los cambios como el curso natural, pero usted no tiene que sentarse y observar cómo se desarrolla este espectáculo

Antes de que hable de las maneras de minimizar, retrasar, ocultar y a su vez curar los efectos del envejecimiento sobre la piel, usted debe tener una comprensión básica de los términos y la descripción de cada problema. De esta manera el método de tratamiento es una elección personal bien fundamentada.

Tome las decisiones correctas!

Capítulo Dos
Constitución Genética

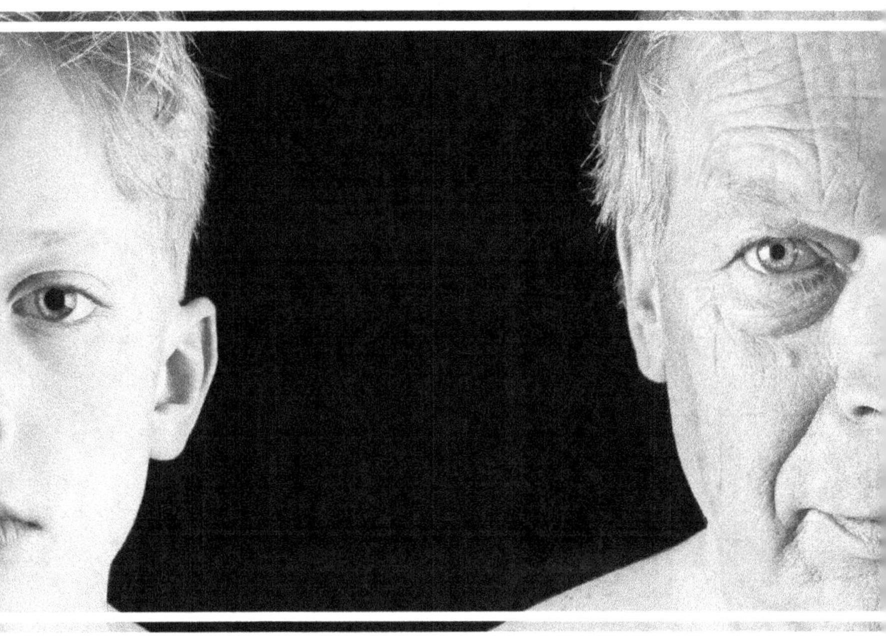

Hay cosas que son seguras y que no se pueden cambiar, como lo es su constitución genética. Sus genes son suyos para siempre, sin modificaciones. Dependiendo de su constitución, usted está a merced de su genética y a la vez usted puede modificar la "Apariencia" de ésta genética para lucir bella y atractiva.

Por ejemplo, sabía usted que la distancia entre sus ojos determina cuan hermosa usted se ve?

Sí, si hay menos de 12 centímetros de separación entre cada ojo, los ojos parecen que están demasiado juntos.

No hay mucho que usted puede hacer si tiene menos de 12 centímetros entre sus ojos.

Sin embargo, en este caso, usted se vería mejor usando anteojos. También los pómulos prominentes hacen una mirada hermosa y esta característica es imposible modificar. Otras características como la papada colgando, un cuello caído, o quizás una barbilla pequeña: pueden ser mejorado con técnicas quirúrgicas.

Los labios gruesos de Angelina Jolie son sensuales y llamativos.... así de simple. Si por alguna razón usted tiene labios finos, estos pueden ser corregidos con inyecciones.

Existen diferencias culturales, pero hay denominadores comunes compartidos por la genética

Es asi como vemos que en algunos países la mujer delgada es vista como desagradable, mientras que la mujer obesa es encontrada atractiva.

Hay regiones donde los tatuajes y piercings son atractivos, mientras que lo mismo en otra región es repugnante. Una cabellera abundante, cuello largo, ojos grandes, hombros amplios y estatura alta son todos denominadores comunes trans-culturales

Una piel radiante y sana es un atractivo universal y está categorizada como la característica número 1 que condiciona la belleza.

Por suerte para usted una piel radiante y sana se puede conseguir, incluso si usted no nació con esta característica

Una apariencia saludable es la consecuencia del reflejo de la felicidad: los dos se hacen uno para brillar.

Este brillo es una doble manifestación. Es la evidencia de una dieta saludable y una actitud positiva, y es también cómo usted quiere que su piel luzca.

Hay dos formas de imagen a considerar.

Una imagen es la que las demás personas ven y otra es la que usted ve de sí mismo.

Ambas son importantes. Nuestro interés es enfocarnos en un escenario objetivo, en usted; considere cómo mejorar el paisaje. Para ello debemos utilizar el disco duro humano, para procesar todos los datos que nos ayuden a mejorar el paisaje.

Es por eso que me gustaría traer a consideración todo lo que usted sabe y lo que va a aprender sobre la piel, su estructura y cómo es modificada por el tiempo, el ambiente y nuestros hábitos. Seguidamente investigue las herramientas que están a su disposición, como este libro, cremas, ejercicio; con el fin de tomar una postura y decisión. Saque el mayor provecho a su constitución genética y edad.

Una vez que el proceso del envejecimiento empieza a mostrar sus verdaderos colores, su verdadera cara, el resultado es el deterioro de los elementos microscópicos en la dermis, el colágeno y la elastina, evidenciado con el adelgazamiento gradual de la capa externa de la piel, la epidermis.

El proceso es similar a las termitas que destruyen lentamente una casa bonita. Al principio no hay ninguna señal de estas pequeñas criaturas que comen la madera, aun cuando perezca sólida nuestra casa.

Luego, se mudan a las vigas de techo, las paredes, roperos, son persistente, comiéndose todo lo que tienen alrededor durante mucho tiempo, solamente un experto puede notar su presencia. Al final el daño es visible a simple vista.

Sin embargo, no entre pánico.

Las buenas noticias son que incluso en las últimas etapas hay soluciones.

La única diferencia es que la acción necesaria para restituir la apariencia original tiene que ser más drástica.

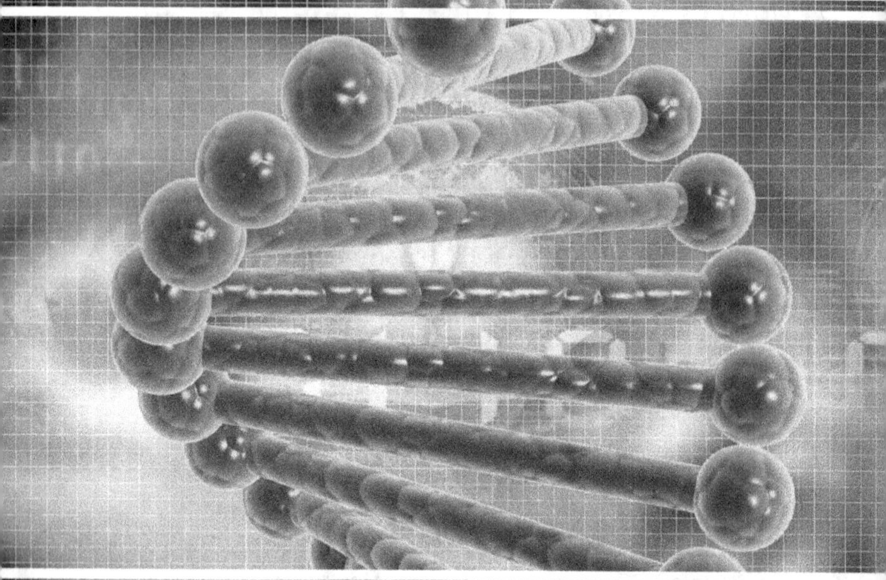

En el rostro nosotros buscamos ese brillo natural, la expresión de la salud y el vigor. Ese brillo incluso si es perdido puede ser recapturado.

Nunca es demasiado tarde para hacer los cambios en su rutina diaria que puede traer beneficios a largo plazo. Usando las cremas correctas, cambiando su dieta, y

cuidando la exposición ante el sol, el viento y el frío, usted puede recuperar el brillo perdido.

Una de las mentiras más flagrantes que hay es que "La belleza es solamente superficial". La otra mentira tan grave como la primera es que "la   belleza está en el ojo del espectador". Recuerde, su piel es la embajadora de su cuerpo, mente y espíritu. Todo lo que ocurre en su cuerpo y mente es reflejado en cómo su piel se ve y se siente.

Asi como un diplomático representa un país ante el resto

del mundo, su piel es lo que las personas ven de usted, por lo tanto, su piel es la embajadora que representa tu compleja personalidad, decisiones y forma de vida.

Por ejemplo, unos términos comunes para describir las arrugas faciales son "Líneas de preocupación". Este término es verdadero, si usted está constantemente preocupado, deprimido o ansioso; las expresiones faciales constantes que reflejan estos sentimientos, estarán permanentemente arraigadas y marcadas sobre la superficie de la piel.

La mayoría de las enfermedades crónicas tienen señales externas que se pueden observar durante un examen físico rutinario. Por ejemplo la hepatitis crónica u obstrucción de los ductos biliares causan que la bilis fluya hacia el tejido subcutáneo y esto es llamado ictericia.

La belleza es siempre una calle de doble sentido. La salud espiritual y orgánica interior es representada por un tono de piel brillante y firme. Para el mejor resultado y el efecto óptimo que usted desea, tiene que hacer un poco más que sólo usar las cremas más novedosas.

Piense en cualquier disciplina u objetivos deseados. Para conseguir este objetivo generalmente hay muchas maneras. En el caso de una piel saludable y hermosa, tenemos que trabajar en muchos frentes. Sí, es esencial empezar con un

proceso de reparación, usando cremas para piel que suministren ambos beneficios, tanto cosméticos como regeneradores; pero si su deseo es el mejor cambio posible, entonces usted debe trabajar en su belleza interior y en sus hábitos diarios.

¿Qué es lo que usted ve en el espejo? ¿Es su alma o su hígado? ¿Usted puede ver las vitaminas fluir a través de la sangre y en cada célula?

Usted ve solamente la superficie exterior, la piel, el cabello, los ojos, y labios. Usted no puede ver todo los órganos en su cuerpo, o los componentes bioquímicos circular a través de todo su sistema.

Esté seguro de que todo lo que está vivo es bidireccional. Si su piel está saludable y hermosa, seguramente esto lo va a hacer sentir mejor. Por lo tanto   la energía   también es bidireccional.

La belleza en lo interior, se ve en el exterior. Acuérdese de las personas a quienes usted ha conocido durante su vida que lo hayan impresionado. Acuérdese de por qué lo impresionaron. ¿Es porque son exitosos, inteligentes, buenos? ¿Es porque parecen felices?

Ahora piense en ésos que usted recuerda porque parecen felices. Le garantizo que todos ellos tienen cosas en común.

Usted puede ver las pruebas de sus logros internos. Las personas felices, prósperas, simplemente se ven mejor que aquellos que son miserables; ésta es una verdad de la vida. Por lo tanto, esta energía es bidireccional. Siéntalo en el interior, véalo sobre el exterior.

Si usted no puede verlo, tal vez haya un proceso de reparación que tendrá que hacer primero. Vamos a hacer los cambios, dirigido a las manifestaciones inevitables de un reloj que continua e indeteniblemente hace tictac.

Capítulo Tres
Estructura de la Piel

Structure of the Epidermis

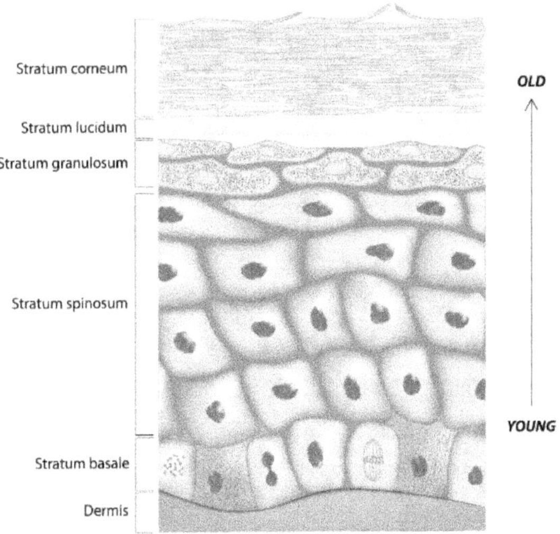

Desde que nacen las células de la piel, comienzan a producir una proteína llamada queratina. La queratina se almacena dentro la célula. Con el transcurso del tiempo la queratina ocupa más espacio dentro de la célula y al final es el único componente que queda en la superficie.

Esta disposición en capas de la queratina en realidad se convierte en nuestra barrera protectora externa en la piel. Dependiendo de la parte del cuerpo, la cantidad y el espesor de esta capa protectora varía. El grosor es directamente proporcional a la protección necesaria.

Las áreas que son más sensibles, tienen la capa de queratina más delgada. En esencia, la queratina es el producto de una célula de piel muerta. La caída progresiva o inducida se llama exfoliación.

Así pues, vemos como las células nacen en la zona más profunda del epitelio, crecen, se dividen y mueren. Nacimiento, crecimiento, madurez y muerte: exactamente igual que los ciclos de nuestra vida, la epidermis sigue la misma progresión. Es esta misma capa la que debe ser permeada por las concentraciones adecuadas de los productos para la piel para alcanzar el éxito. El objetivo principal para prevenir un decaimiento acelerado no es la epidermis, es la dermis. Es por eso que el área que se inyecta con Botox, o rellenos cosméticos, es la misma zona que se desea modificar con cremas para reparar y prevenir el proceso de envejecimiento.

La dermis es la parte con más ocupaciones de la piel. Los folículos pilosos, las fibras nerviosas, los vasos sanguíneos, las glándulas, se mantienen unidos por el pegamento de la vida; el fibro tejido conectivo. En la parte más superior de la dermis los rayos ultravioletas del sol estimulan la síntesis de vitamina D. La energía se almacena en los depósitos de grasa para su uso posterior, y la presión trae placer o dolor, dependiendo de la comunicación eléctrica que hay desde la piel hasta el cerebro.

Las glándulas están siempre ocupadas regulando la temperatura corporal y en la realización de funciones metabólicas. Los fibroblastos están por toda la dermis, y estas células son las que producen el colágeno.

La piel flácida se debe a la pérdida de colágeno. Así como las sábanas de la cama forman pliegues si no están tensas, de la misma manera la pérdida de colágeno significa menos elasticidad y la aparición de arrugas en la superficie. Hay una gama de sustancias que pueden restaurar la suavidad natural y, de hecho tensar la piel sin la terrible apariencia que el Botox y/o la cirugía plástica pueden producir. En capítulos posteriores vamos a hablar sobre los ingredientes (principios activos) de las cremas que realmente funcionan a través de la rehidratación y como traen una nueva fuerza a la dermis.

El objetivo esencial para prevenir la formación de arrugas es detener la pérdida de colágeno y sus subproductos como el ácido hialurónico y la elastina. La tendencia inmediata es forzar la alimentación de estos ingredientes de nuevo en la dermis. Pero no es tan simple. Si nos fijamos en la ultraestructura de la piel, el tamaño de los poros determinará cuales ingredientes pueden pasar más allá de la superficie de la queratina protectora.

La vida proviene de la vida, y cada célula es un reflejo de toda la experiencia de la vida. Es tan sorprendente ver cómo las reacciones celulares imitan las experiencias interpersonales. Considere este ejemplo.

Imagine un padre con dos hijos. El padre está tratando de averiguar la mejor manera de dejar a sus hijos preparados para vivir sin él. Él simplemente no está seguro de cómo hacerlo. Un día decide acercarse a cada uno de manera diferente y ver cuál es el más exitoso.

A un hijo le da una gran fortuna, y le dice, "aquí tienes hijo, haz con este oro lo que quieras." Para el otro da instrucciones personales de cómo hacer frente a los obstáculos, cómo orientar a los trabajadores y simplemente le da todo el conocimiento que tiene. Para este hijo no da ningún dinero. Ya todos conocemos como termina la historia de quien fue el más exitoso.

Así que todo el mundo sabe que no es sólo cuestión de dinero. La forma de continuar, la estabilidad y la felicidad se logra mediante el estudio del entorno y hacer lo mejor de ello. A veces lo obvio no es tan seguro.

En el caso de la piel, después de un cuidadoso estudio de la estructura y la función podemos llegar a algunas conclusiones sólidas. Rápidamente podemos llegar a la conclusión de lo que falta. Es un poco más difícil encontrar la manera de reemplazarlo.

Capítulo Cuatro
Entendiendo la edad de la Piel

Digamos que tengo una varita mágica y que me podría pedir un deseo, hacer una pregunta - la respuesta para hacer que usted parezca más joven que su edad biológica... supongo que la pregunta sería, "Dr. Romeu ¿cuál es la razón de que mi piel de bebé, tersa y suave, se transforme en pliegues y arrugas a través de los años... y cómo hago para verme años más joven que mi edad real? "

Algunas de las respuestas se encuentran en la naturaleza de la propia piel. Del mismo modo que cualquier persona que

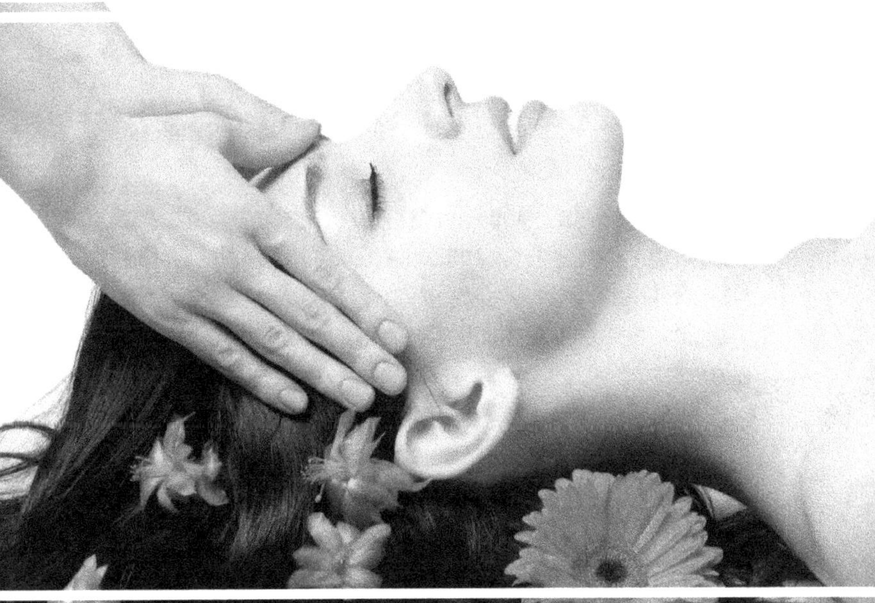

conduce un automóvil no tiene por qué ser un mecánico, sin embargo, es una buena idea tener los conocimientos para saber cómo verificar el aceite y cambiar una rueda pinchada. Así también, es una buena idea para cada uno de nosotros para aprender los fundamentos de la piel y lo que hace.

Cada librería, biblioteca y revista médica pueden ser una fuente de información detallada. Pero realmente no necesita saber el 90% de esa información si lo que desea es verse joven, y vivir una vida sana. Por lo tanto, yo le diré solamente lo que realmente necesita saber, nada más. Usted ve, las estructuras más complejas y misteriosas no fueron creadas por el hombre; sólo existen desde tiempos inmemoriales. La ciencia es el desarrollo de un método detallado para entender las fuerzas de la naturaleza.

El cuerpo humano es el ejemplo perfecto de la relación armoniosa de muchas variables diferentes. La forma humana está en constante cambio, nunca es estática. Desde el momento de la concepción, las células se forman rápidamente, y se convierten en órganos. Estos órganos están conectados e interrelacionados en posición, estructura y función.

Cualquiera que estudie un campo relacionado con la salud debe llegar a entender la anatomía humana a un nivel variable de complejidad dependiendo de la profundidad de los estudios. Sea cual sea nuestra profesión, en algún momento aprendemos acerca de los sistemas y órganos del cuerpo. En comparación con el cerebro, el corazón o los pulmones; la piel aparentemente se piensa que es mucho más fácil de entender.

Este no es el caso. De hecho, podemos decir que la piel es un sistema multitarea. Existen diferentes tipos de funciones aisladas de la piel.

Defensa:

La primera tarea de la piel es servir como una barrera protectora. Su piel es la protección externa, la que le protege de los elementos y mantiene la paz interior. Al igual que una fábrica en una ciudad llena de vientos, la piel son como las paredes de cemento de la fábrica que mantienen a los trabajadores seguros y en constante producción. La piel es la barrera a todos los invasores externos físicos, biológicos y químicos como el sol, los detergentes, los contaminantes, etc. De hecho, es la barrera protectora perfecta, porque no sólo es la primera línea de defensa; la piel como una membrana semi-permeable también se asegura de que todo lo que necesitamos para mantener una piel sana se mantenga dentro del cuerpo. La idea es mantener los aceites naturales, ácidos grasos y la humedad. Por lo que la protección es doble, manteniendo las amenazas fuera y no dejar expuesta directamente a la atmósfera las sustancias importantes, como el ácido hialurónico. Esta es la función semi permeable de la naturaleza porosa de las uniones intercelulares.

Basurero:

La segunda tarea de la protección externa es similar a la de los riñones, pero en la superficie del cuerpo. Eliminamos gran parte de nuestros residuos del cuerpo no sólo a través de la orina y las heces, también a través de las secreciones glandulares realizadas en la dermis, en forma de micro secreciones glandulares. Los aceites naturales de la piel o los lubricantes necesarios para proporcionar mayor protección, así como la nutrición de las células que constituyen la piel son también productos de estas secreciones dérmicas. Las estructuras de la piel son capaces de eliminar los residuos y al mismo tiempo utilizar cada subproducto resultado de la metabolización. Tenga en cuenta que las cremas para la piel que elija debe mezclarse con las secreciones dérmicas, reponer y potenciar sus funciones.

Regulador de temperatura:

Otra función de la piel es actuar como un radiador, evaporador y aislante, manteniendo lo malo fuera y lo bueno adentro. A medida que la temperatura interna o externa fluctúa, las funciones de la piel actúan. Si hay una necesidad de eliminar el calor, el proceso de sudoración se inicia. Al igual que el radiador en el coche circula los hidrantes para enfriar el motor, la piel es la ruta terminal de los fluidos corporales. A medida que la temperatura corporal se eleva el agua se excreta a través de las glándulas sudoríparas, y el líquido perdido se repone de los fluidos intracelulares a los espacios extracelulares. A medida que los niveles de los líquidos internos bajan, el mecanismo de la sed se activa, y es por eso nuestro deseo de beber líquidos y reponerlos.

La estimulación sensorial:

La piel es el mediador de la estimulación sensorial. El sentido de la presión trae placer o dolor, en función de la comunicación eléctrica desde la piel hasta el cerebro. El sistema nervioso periférico en realidad termina en los terminales nerviosos localizados en la piel. El nivel de comunicación es extenso y hay una compleja relación entre el medio ambiente y el cerebro. Todo lo que sentimos es el resultado de un complejo sistema eléctrico, producto del intercambio entre el medio ambiente y las pequeñas terminales nerviosas de la piel; seguidamente la información se transmite al cerebro a través del sistema nervioso. Todo, desde el viento frío, un objeto extraño o tal vez una suave palmada se traduce en una sensación de placer o dolor. Por lo tanto podemos decir que la piel es un sistema de recuperación de información compleja.

La comprensión de la Piel

Es esencial para visualizar la composición de cada parte, para comprender los efectos del envejecimiento, así como también las formas de combatir la espiral descendente de la descomposición acelerada de las células y lo más importante, comprender la "materia" entre las células, el colágeno y las fibras elásticas. Verá la luz de este conocimiento dentro de poco.

El área de la superficie de la piel representa casi el 20% de todo nuestro cuerpo. Donde termina la piel, comienzan todos los demás sistemas, como el sistema urogenital, digestivo, respiratorio, etc. .

Epidermis:

La epidermis es la capa superior o externa de la piel. Es lo que observamos a simple vista. Esta superficie exterior se compone de 5 capas. Estas son en realidad 5 generaciones de células de la piel, y se necesita un microscopio para verlas. En la unión entre la dermis y la epidermis se encuentra la basal o capa de piel epitelial profunda. Estas son células recién nacidas como se evidencia por el gran núcleo y contenido genético prominente dentro de los límites de la membrana nuclear.

Las células de la piel nacen en la unión dérmica -epidérmica, y a medida que maduran se elevan, como el aire caliente en las

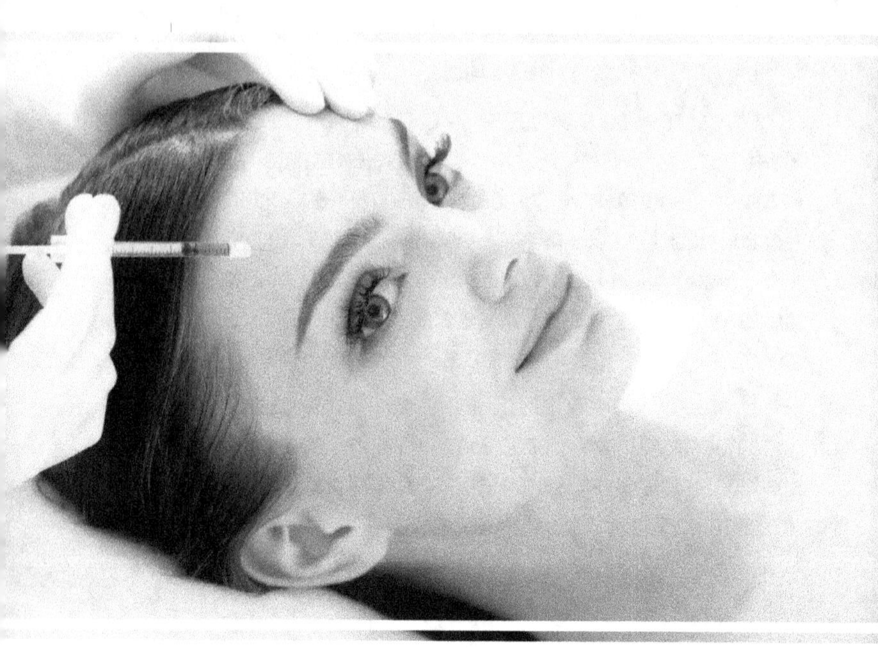

capas externas y más superficiales. A medida que las células maduran el núcleo se hace más pequeño y la queratina comienza a crecer gradualmente en el citoplasma de la célula. Estas células están constantemente naciendo, envejeciendo y la muriendo. La célula epitelial de la piel tiene una vida útil de unos 30 días. Ellos nacen en la base, y crecen hacia el exterior hasta que la célula muerta pierde todos sus componentes y se asienta en la superficie. Al igual una serpiente que cambia de piel, nosotros lo hacemos también - Sólo que poco a poco, y en cámara lenta. El epitelio es lo que vemos cuando miramos a alguien. Por lo tanto su salud y la belleza interior se vuelven tan evidentes como la viabilidad de la protección externa. El concepto de renovación celular como se describió anteriormente es importante de entender si usted quiere saber cómo el uso de ciertas cremas aumenta la renovación celular, lo que aumenta la probabilidad de un aspecto más joven. Además voy a cubrir cómo el cambio en sus hábitos de hecho puede alterar la apariencia de la piel, mejorando el brillo interior y el brillo exterior.

Dermis:

La porción media de la piel se llama la dermis. Esta es la zona compuesta de los tejidos conectivos. Es la parte más ocupada de la piel. Los folículos pilosos, fibras nerviosas, vasos sanguíneos, glándulas se mantienen unidos por el pegamento de la vida; el fibro tejido conectivo. El fibro tejido conjuntivo se compone de fibras de colágeno y de elastina.

Colágeno:

El colágeno es una parte integral del tejido de la piel y da a nuestra piel su resistencia y elasticidad. Es el componente principal del tejido conectivo, y es la proteína más abundante en los seres humanos, ya que constituye aproximadamente del 25% al 35% del contenido de proteína de todo el cuerpo. El colágeno, en forma de fibrillas alargada (como los hilos en un tejido), se encuentra principalmente en tejidos fibrosos tales como tendones, ligamentos y la piel, y también es abundante en la córnea, cartílagos, huesos, vasos sanguíneos, el intestino, y en el disco intervertebral.

Así como las sábanas de la cama forma un pliegue cuando pierden su tensión y elasticidad, de la misma manera la pérdida de colágeno significa menor elasticidad y la aparición de arrugas en la superficie.

Hay una gama de sustancias que pueden restaurar la suavidad natural y, de hecho tensar la piel sin la terrible apariencia que el Botox y/o la cirugía plástica pueden producir. En capítulos posteriores vamos a hablar sobre los ingredientes (principios activos) de las cremas que realmente funcionan a través de la rehidratación y traen una nueva fuerza a la dermis.

Elastina:

Es aquella que ajusta a la estructura. Es una proteína en el tejido conectivo que permite a muchos tejidos en el cuerpo reanudar su forma después de estirarse o contraerse.

La elastina ayuda a la piel a volver a su posición original cuando por ejemplo, se pincha o pellizca.

La elastina es también un importante tejido de soporte de carga en los cuerpos de los mamíferos y es utilizada en lugares donde se requiere energía mecánica para ser almacenados.

La parte más profunda de la dermis se compone de fibras más gruesas y está cargadas de vasos sanguíneos, nervios y glándulas.

Los fibroblastos:

La célula predominante en la dermis es el fibroblasto. Estas células son como los trabajadores de las fábricas que producen colágeno. Hay un término científico muy conocido por este componente de soporte estructural de la piel: la matriz extracelular. El colágeno, elastina y elementos fibrosos nadan dentro de una sustancia gelatinosa llamada ácido hialurónico.

La importancia del ácido hialurónico no es exagerada. Imagínese un océano de la nutrición como el líquido amniótico; este es el líquido que vivimos durante nuestro período de gestación en el útero. Bien el ácido hialurónico es un gel carbohidrato único, que es un componente esencial para facilitar la hidratación de cada componente estructural viable del cuerpo; a partir de los tendones y las articulaciones, los ojos, el cerebro a cada folículo piloso individual. Al elegir la crema para la piel perfecta para usted, asegúrese de que la cantidad y la concentración adecuada de ácido hialurónico este presente, o que se encuentren componentes que estimulen su producción natural, ya que es tal vez la única crema hidratante natural más importante.

Glándulas:

Hay diferentes glándulas en la dermis; las más importantes son las glándulas sudoríparas y sebáceas.

1. El glándulas sudoríparas o   apocrinas y glándulas merocrinas, regulan nuestra temperatura mediante la secreción de fluidos hacia la superficie.

2. La glándula sebáceas segrega un producto oleoso. Las glándulas están siempre ocupadas regulando la temperatura y la realizando funciones metabólicas.

Ahora usted puede entender como las múltiples funciones y la estructura de la piel tienen un propósito y función específica.

Sabiendo esto cada individuo puede maximizar la estructura y las funciones de la piel, tomando las medidas adecuadas para potenciar y ayudar a sus dones de defensa natural en contra del curso natural del tiempo.

El objetivo esencial para prevenir la formación de arrugas es detener la pérdida de colágeno y los subproductos como el ácido hialurónico y la elastina. Si nos fijamos en el cuerpo como una estructura mecánica, será sencillo

Capítulo Cinco
El Secreto de verse joven

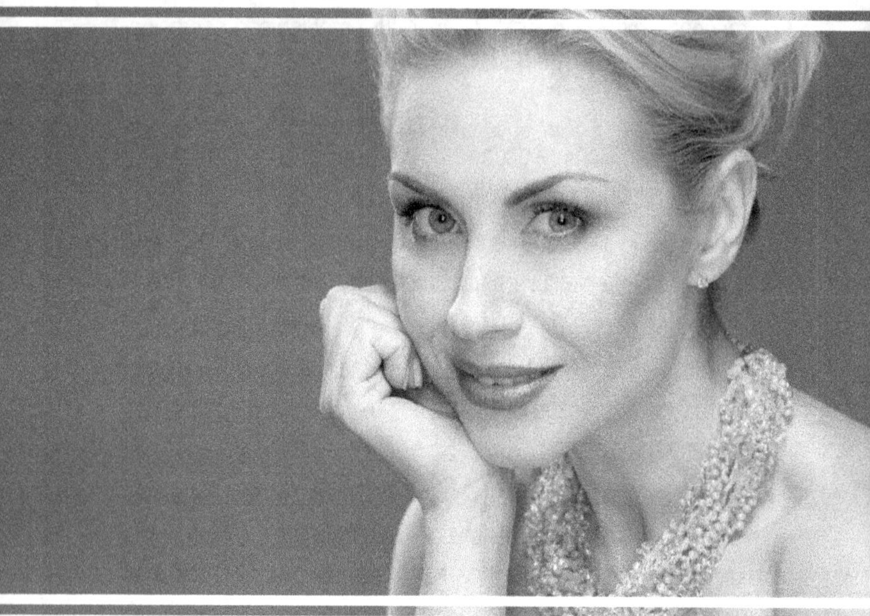

El objetivo esencial para prevenir la formación de arrugas es detener la pérdida de colágeno y los subproductos como el ácido hialurónico y la elastina. Si observamos el cuerpo como una estructura mecánica, será fácil de entender cómo se forma una arruga y como el colágeno, la elastina y el ácido hialurónico tienen que ver con ello. Cada máquina tiene componentes similares. Si nos referimos a un automóvil, a un avión, o al cuerpo humano. El motor, la parte electrónica, el sistema de combustible, de escape, etc ... dependiendo de la sofisticación del diseño y la complejidad de la función se elaboran los detalles de la estructura. No importa que máquina sea, y lo que hace; necesita lubricación y mantenimiento.

En pocas palabras, la matriz dérmica y sus componentes esenciales son parte de la sofisticada lubricación corporal y el soporte de la estructura. Es el amortiguador, el aceite de motor, el fluido de transmisión que mantienen a la máquina flexible, fuerte y funcional.

El ácido hialurónico tiene la capacidad única para atraer y mantener al agua como ninguna otra estructura. Este complejo de hidratos de carbono o mucopolisacáridos puede llevar más de 1000 veces su peso en agua. Este polímero natural no es sólo el aceite y el líquido de transmisión, sino también el componente brillante de la pintura y tal vez, incluso, la cera aplicada para traer de vuelta el brillo.

La tendencia inmediata es traer estos ingredientes de nuevo a la dermis. Pero no es tan simple. Si nos fijamos en la ultraestructura de la piel, el tamaño de los poros determinará cuales ingredientes van a pasar más allá de la superficie de queratina protectora. (Voy a hablar de la importancia de la queratina y la forma en que afecta a la piel en breve). Por ahora, imagine la capa externa de la piel como una manta gigante, con poros de gran dimensión. Sólo lo que es más pequeño que el poro pasará de un lado a otro. Hay diferentes maneras de penetrar la barrera mecánica.

1. Puede forzar su camino a través de la inyección de rellenos y nutrientes más allá de la barrera porosa, como es el caso de los rellenos inyectables, como el Botox.

2. También se puede combinar el uso de varios agentes como el ácido cítrico, el ácido Retinoico, y

coenzimas para estimular la nueva producción de ácido hialurónico en la piel. Hay variantes moleculares que pueden ser absorbidas y proporcionar los beneficios esperados. Las sustancias que son del tamaño adecuado pasarán a través del poro.

Queratina

Justo después que la célula de la piel nace, empieza a producirse una proteína llamada queratina. La queratina se almacena dentro de la célula

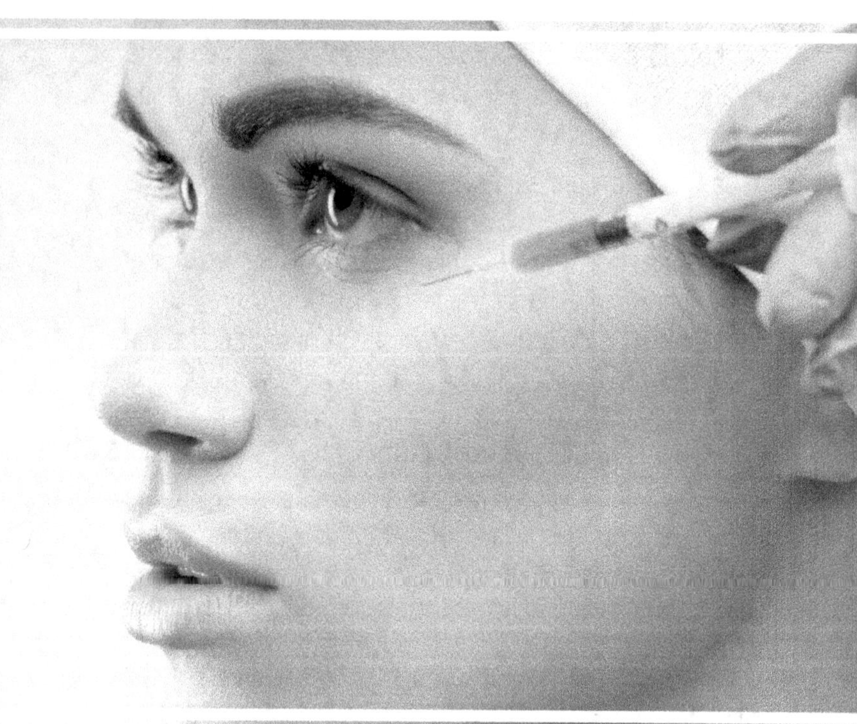

A medida que pasa el tiempo la queratina ocupa más espacio dentro de la célula y al final es el único componente que queda en la superficie. Esta disposición en capas de queratina en realidad se convierte en la barrera protectora externa. Dependiendo de la parte del cuerpo, la cantidad y el espesor de esta capa protectora varía. El grosor es directamente proporcional a la protección necesaria. La cara, el cuello y los brazos tienen una capa gruesa de queratina porque están en contacto directo con los elementos. Las puntas de los dedos, y los genitales tienen capas muy finas de queratina, por lo tanto son los más sensibles. En esencia, la queratina es el remanente de una célula de la piel muerta. La caída progresiva se llama exfoliación. Esta es una manera elegante de decir derramamiento de la piel vieja. La eliminación de elementos no esenciales o muertos, es la manera natural de dar paso a los elementos nuevos. Al exfoliar la superficie de la piel podemos prepararla para enriquecerla y revitalizarla, para que el brillo natural se pueda ver en toda su plenitud.

A continuación podemos ver un corte real de la piel, que se tiñó, para poder ser estudiado.

Anatomy of the Epidermis

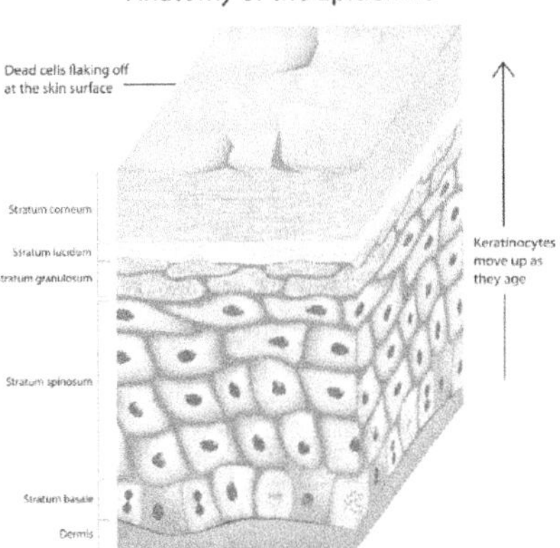

¿De qué sirve esta información?

La pregunta ahora es: "¿Cómo el conocimiento expresando anteriormente, sobre la estructura y función de la piel va a ayudarme a parecer más joven?" Bueno, vamos a hablar de la poderosa arruga y veremos cómo la información anterior es tan importante para la búsqueda de una cura .

La poderosa arruga

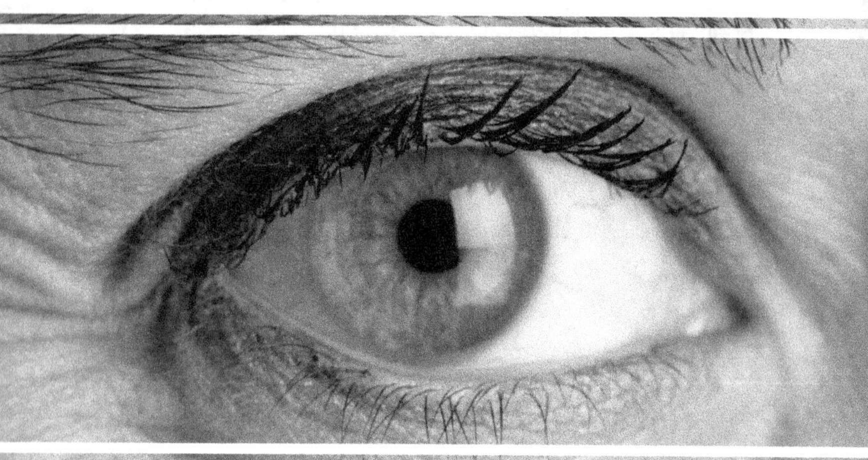

Una arruga es un pliegue en la superficie de la piel,?
Incorrecto, una arruga ocurre en la dermis. Los cambios que llevan a la pérdida de colágeno y elastina se producen en la dermis. El envejecimiento no es más que acumular millas, es el desgaste en su vehículo. A medida que avanza el calendario también lo hace el millaje. Hay millas de carretera, y millas de ciudad. En otras palabras, cada máquina tiene un propietario que debe mantener y cuidar a esta máquina, para una óptima apariencia y función. Como los elementos estructurales de la dermis se utilizan, ya sea que se consuman o simplemente se desnaturalizan, la piel se afloja y la cubierta se desliza entre las grietas de la armadura.

Hundimiento:

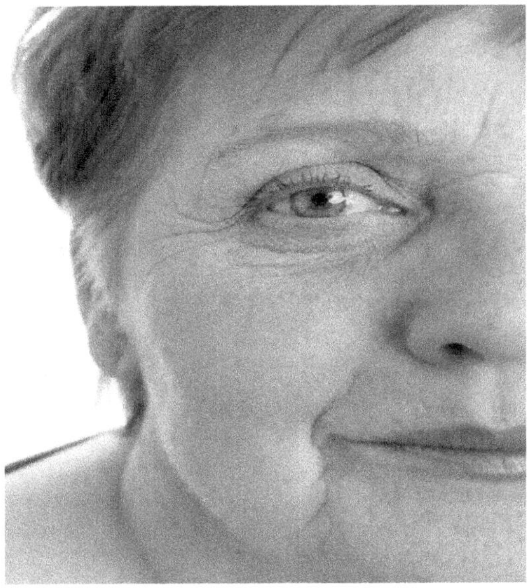

Mientras que la piel se afloja hay otros efectos, además de sólo las arrugas. La gravedad empuja la piel hacia abajo, causando la flacidez, Lo cual no es más que la pérdida de la fuerza de tensión y la elasticidad de la piel

El adelgazamiento de la piel: El uso y desgaste, trae consigo renovación celular más lenta en la epidermis, por lo tanto, una cubierta exterior más delgada. Envejecimiento significa una piel más fina y más sensible a los elementos exteriores e interiores.

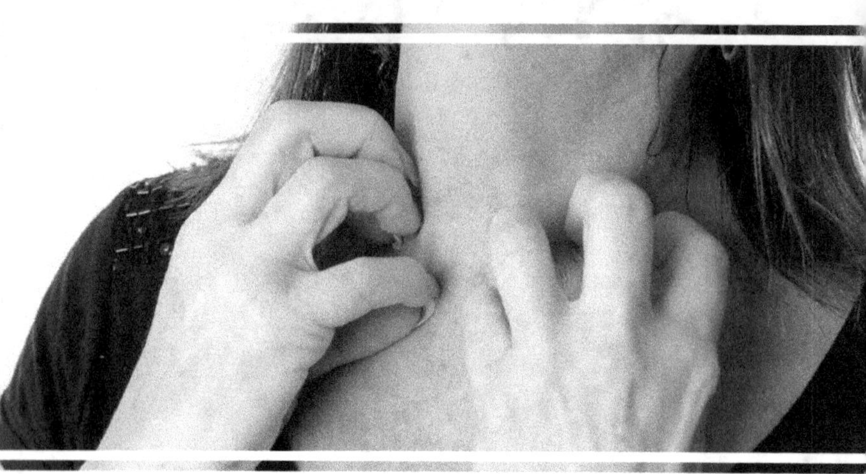

Hiperpigmentación: ¿Recuerda la discusión de los melanocitos y donde están situados en la estructura epidérmica?. Así vemos que otro fenómeno durante el envejecimiento es la desigual distribución, almacenamiento y eliminación del pigmento de la melanina. Por lo tanto la tintura marrón comienza a acumularse en lugares no deseados que causan hiperpigmentación focal o manchas de edad.

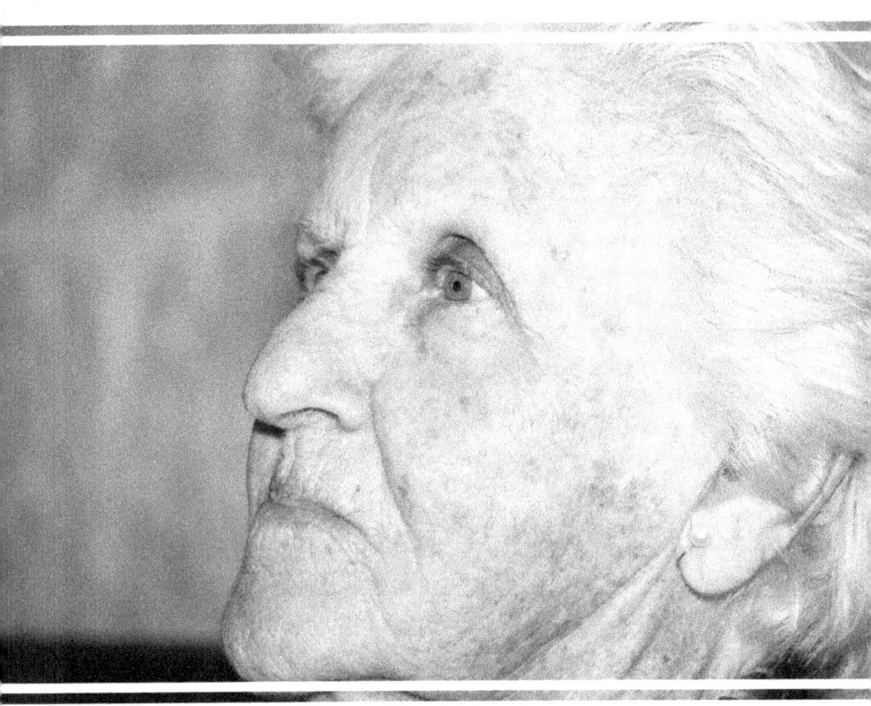

La cura: Mediante el conocimiento de cada parte de la piel, podemos empezar a comprender cómo tratar cada problema. Como ya se ha dicho, las células de la piel nacen profundamente en el epitelio, crecen, se dividen y mueren. Nacimiento, crecimiento, madurez y muerte: exactamente igual que los ciclos de nuestra vida, la epidermis sigue la misma progresión. Es esta misma capa, la que debe ser permeada por las concentraciones adecuadas de los productos correctos para la piel y así, alcanzar el éxito.

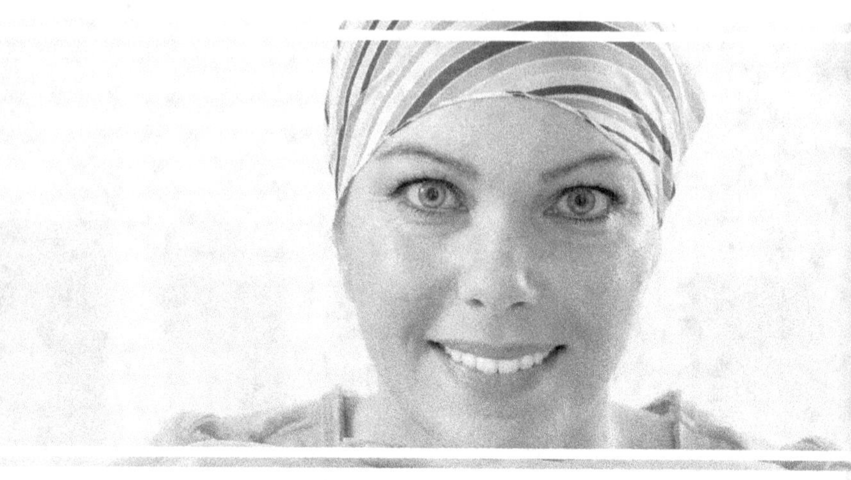

Recuerde, el objetivo para evitar un envejecimiento acelerado no es la epidermis, es la dermis. El área que se inyecta con Botox, o rellenos cosméticos, es la misma zona que se desea modificar con cremas para abordar el proceso de envejecimiento. Las empresas de cosméticos por supuesto no le dirán esto... te vende los productos que "se siente bien" en la capa de la epidermis y todo lo que tienes es una esperanza y una oración para verte joven.

A pesar de que vamos a tratar muchos de los problemas comunes de la piel, como he dicho antes, el enfoque principal de este libro es, 'la arruga'. En el caso de las arrugas, el enfoque es aprender y enseñar como el envejecimiento afecta a la piel, y luego tratar de ayudar a conseguir un aspecto más joven que su edad física.

Hay muchas opciones, incluyendo procedimientos quirúrgicos mínimamente invasivos, o el yoga, cantar la meditación, la aplicación de cremas, ungüentos y vitaminas. No se preocupe; Voy a cubrir todos los tratamientos disponibles para usted.

Vamos a entrar en lo esotérico: La vida proviene de la vida, y cada célula es un reflejo de toda la experiencia de la vida. Es tan sorprendente ver cómo las reacciones celulares imitan las experiencias interpersonales. Considere este ejemplo.

Imagine un padre con dos hijos. El padre está tratando de averiguar la mejor manera de dejar a sus hijos preparados para vivir sin él. Él simplemente no está seguro de cómo hacerlo. Un día decide acercarse a cada uno de manera diferente y ver cuál es el más exitoso.

A un hijo le da una gran fortuna, y le dice, "aquí tienes hijo, haz con este oro lo que quieras." Para el otro da instrucciones personales de cómo hacer frente a los obstáculos, cómo orientar a los trabajadores y simplemente le da todo el conocimiento que tiene. Para este hijo no da ningún dinero. Ya todos conocemos como termina la historia de quien fue el más exitoso.

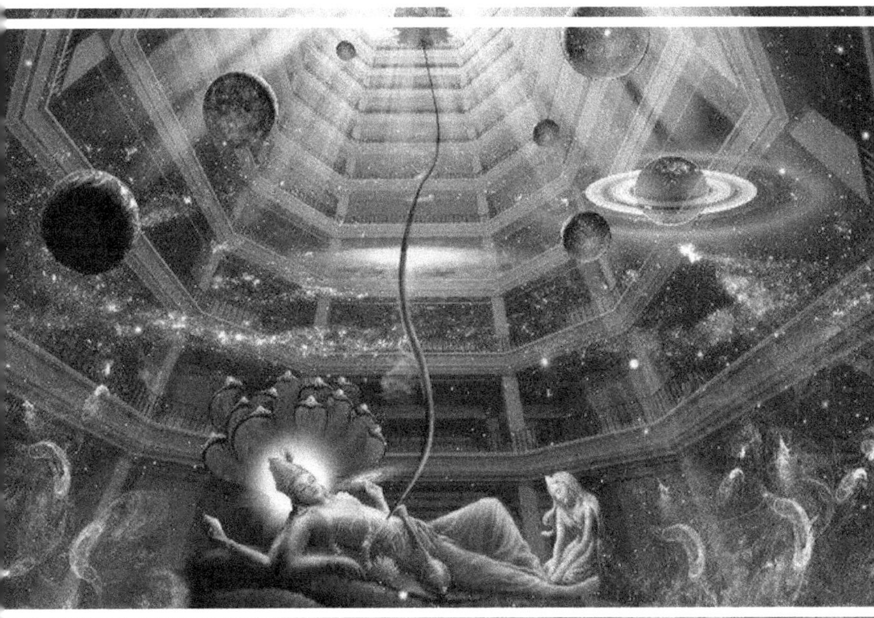

Así que todo el mundo sabe que no es sólo cuestión de dinero. La forma de continuar, la estabilidad y la felicidad se logra mediante el estudio del entorno y hacer lo mejor de ello. A veces lo obvio no es tan seguro.

En el caso de la piel, después de un cuidadoso estudio de la estructura y la función podemos llegar a algunas conclusiones firmes

1. Rápidamente podemos saber lo que falta.

2. Es un poco más difícil encontrar la manera de reemplazarlo.

3. Mediante la comprensión de esta explicación simplificada de la estructura y función de la piel, se puede empezar a ver cómo la mezcla correcta de ingredientes y alimentos; de vitaminas a mucopolisacáridos puede penetrar la barrera exterior y estimular la producción de nuevo colágeno, elastina y ácido hialurónico en la dermis. Esto provocará un efecto de relleno, como una inyección de Botox, pero de una manera natural y no invasiva.

Voy a cubrir los aspectos específicos de la "cura" en los próximos capítulos.

Capítulo Seis
La Arruga

¿Hay alguien en este planeta que no sepa lo que es una arruga? Bien, si usted no lo sabe, una arruga es un pliegue en la piel. Hay una corta y una larga explicación de cómo se produce este pliegue. Probemos la explicación corta. ¿Alguna vez ha notado cómo se construye un tambor? Hay un dispositivo de metal circular, con una serie de varillas metálicas que se extienden desde la parte superior a los márgenes inferiores del borde. En la superficie, es un lienzo de cuero o una simulación de cuero sintético. En todo el borde circular de la tela que recubre hay conexiones que adaptan el lienzo al borde de las barras de metal con una cadena intermediaria. Usando una herramienta especial, el lienzo se aprieta hasta que esté bien estirada y tensa.

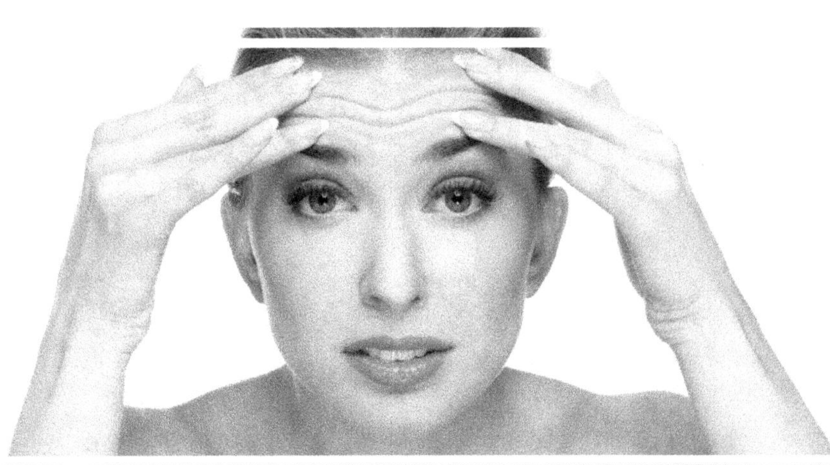

El sonido se ajusta en función de la tensión de la piel del tambor. Si la piel está suelta, o la estructura de soporte se rompe, la piel de tambor se afloja, los pliegues se forman debido a la holgura, y el sonido no es bueno. Ahora, intente actualizar sus lecciones básicas de histología que hemos compartido hasta ahora. El colágeno, elastina, fibroblastos y la dermis son las estructuras de soporte. Su piel es el cuero golpeado por las baquetas. Cuando hay problemas debido al desgaste y los efectos por uso múltiple por el tiempo, las estructuras de soporte de la piel se rompen, y el lienzo se derrumba. Al igual que el techo que baja cuando se ven comprometidas las vigas, la piel se pliega hacia adentro cuando la dermis está comprometida.

"Oh temido pliegue del tiempo que ninguna línea de rima puede imitar.
Esta piel mía que con el tiempo he llegado a odiar.
Muéstrame el camino para enamorarme de nuevo con esta reflexión.
La imagen en el espejo es mi única conexión.
Con lo que la gente ve de mí .
Nunca se oirá, decir
"que gran cosa me ha pasado esta mañana.
Fui a lavarme los dientes y me di cuenta
De las arrugas en mi cara ".
No va a pasar, nunca.

Fumar cigarrillos probablemente tiene el efecto más negativo sobre su piel. Las personas que fuman tienen arrugas muy distintivas causadas por el uso de músculos específicos y el alto contenido de monóxido de carbono en su sangre.

Cada vez que un fumador le da bocanadas a un cigarrillo y luego sopla el humo, utiliza los músculos de la cara para realizar estas tareas. Las contracciones musculares constantes, seguido de relajaciones, llevan a un desgaste acelerado de la piel.

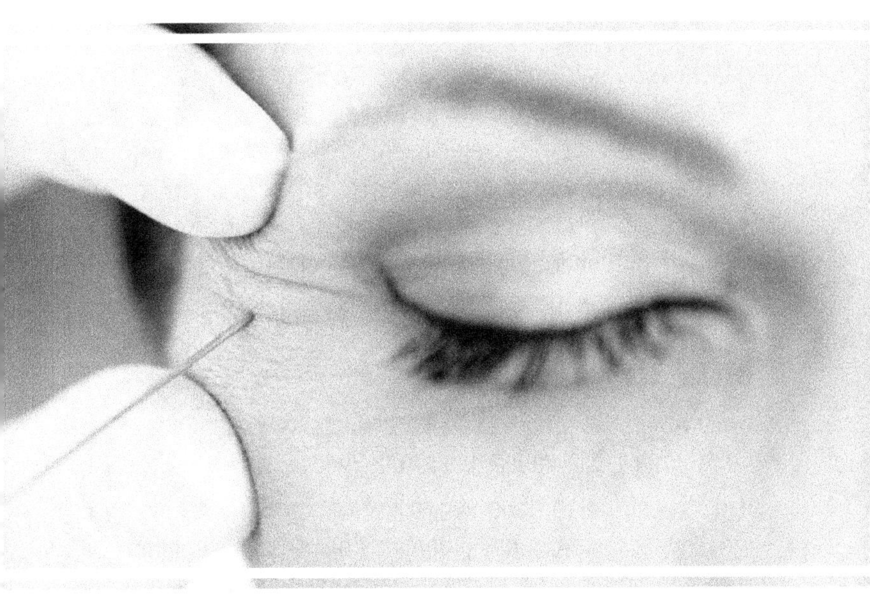

Los resultados son las arrugas profundas distintivas en los bordes de los labios hacia abajo y hacia fuera, como los bigotes de un gato.

El sol también es un agente muy corrosivo que causa graves daños a la piel.

Es demasiado tarde para lamentar las horas dedicadas en la piscina o en la playa con su reflector y una botella de aceite para bebé. Es hora de salir del sol e ir a la sombra, al lugar fresco y suave con la actitud correcta.

El primer paso consiste en evaluar objetivamente el daño, es mejor si un observador imparcial está con usted para esto. Recuerde la sección sobre la estructura de la piel; es el momento de poner en uso sus nuevos conocimientos. Después de determinar qué tan profunda es tu arruga, trate de trazar un plan. Para esto se necesita ayuda profesional. Cualquier persona que se preocupa por sus arrugas merece la oportunidad de mejorar su apariencia, reduciendo al mínimo la aparición de las grietas faciales. Hay muchos tipos de profesionales con experiencia en el cuidado de la piel. Cada fase y el avance del proceso de envejecimiento cuentan con distintas herramientas y expertos para manejarlas. El dermatólogo, cosmetólogo, cirujano plástico, empresa de cosméticos, o tal vez su vendedora de Avon; cualquiera o todos pueden unirse al equipo. Vamos a discutir el papel de cada profesional, y cómo podemos decidir en cuáles tomar refugio.

Volviendo al punto de partida. Puedes responder esta pregunta ¿Qué causa una arruga?

Nuestro plan debe venir con una forma de reponer y o estimular las proteínas, vitaminas e incluso las células que se han perdido. La forma es proteger e hidratar, relajar y paralizar las fibras. ¿Alguna vez ha leído sobre el envenenamiento por botulismo? Bueno, la víctima queda paralizada, incapaz de moverse o reaccionar ante cualquier estímulo. El Botox se deriva del mismo veneno, pero se utiliza en una dosis muy pequeña para causar un tipo de parálisis parcial. El efecto es reforzar las estructuras musculares y estirar la piel. Si puede ver el problema se puede visualizar la solución, y la gravedad de las arrugas.

No importa si las arrugas de envejecimiento pueden aparecer, usted tiene que tomar el tiempo y tomar una decisión. Y así veremos que la Belleza se ve reforzada por la cura de las arrugas.

La eficacia de las cremas dependerá de la composición y los ingredientes activos. Se ha documentado que el uso de cremas recetadas y retinoides, mejora las arrugas. Los ingredientes activos son a menudo los mismos, pero en distintas proporciones. Los antioxidantes, ácidos alfa hidroxilo, Co enzima Q10, han demostrado un gran avance

Una serie de vendedores promueven fórmulas mágicas, como los vendedores de aceite de serpiente en el salvaje oeste, se esconden detrás de las pocas restricciones regulatorias para los cosméticos. La otra cara de la moneda es que muchos compuestos naturales y no tóxicos sin la necesidad de ser regulados por las autoridades, tienen el mismo efecto que las cremas reguladas. El defecto es que un menor grado de ingredientes activos se encuentran en las cremas de venta libre. Vamos a discutir en detalle nuestras recomendaciones en los capítulos siguientes, junto con las terapias alternativas con diferentes niveles de invasividad.

La protección externa

Un colega mío que está familiarizado con el trabajo de mi práctica se rió por primera vez cuando le dije que quería escribir sobre las arrugas. Esto es lo que 8 años de educación de grado y postgrado, además de 31 años de experiencia me han llevado. La forma en la que ves las cosas es alterada por la profundidad de tu percepción. La poca información es peligrosa, pero no es tan letal como tomar la verdad por sentado. El propósito de mi carrera es para mejorar la vida de mis pacientes. No siempre puedo salvar la vida de cualquier persona, o alterar en forma radical el curso de una enfermedad, pero es posible ofrecer asesoramiento y alternativas que puedan mejorar la calidad de vida del paciente

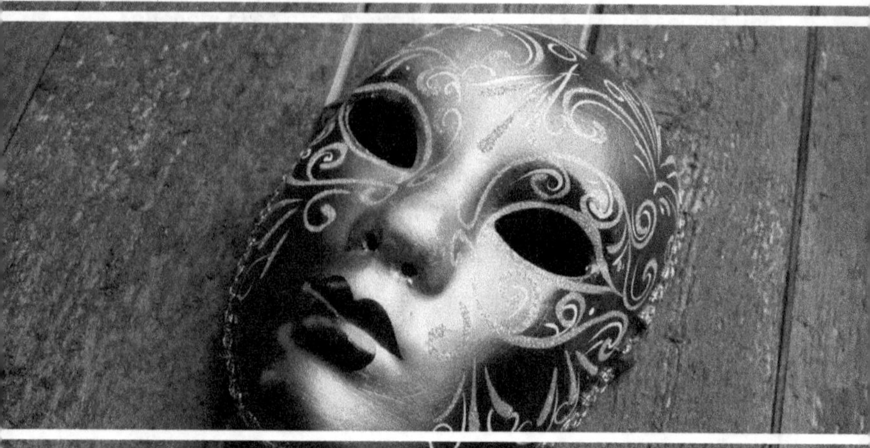

Cuanto más tiempo reflexiono sobre las preocupaciones más comunes de mis pacientes, amigos y familiares, más me doy cuenta de que son las preocupaciones más obvias que nos saltan a la vista.

Los médicos, por vocación, son más que simples proveedores de atención médica. Estamos aquí para escuchar a todas las inquietudes de nuestros pacientes. Todos ellos vienen para un chequeo de su estado de salud, o por un problema físico; pero durante su visita se discuten muchos temas. Algunos hablan de sus hijos, esposos, amigos o tal vez su trabajo.

Después de 31 años de práctica de la medicina y las múltiples actividades que la envuelven, he llegado a la conclusión de que todos mis pacientes tienen cosas en común.

Como un joven científico, el hambre para comprender las cuestiones complejas oscurecieron las realidades simples. Uno de los primeros sistemas de un estudiante de medicina debe aprender es el sistema tegumentario

Esta es una manera elegante de decir la piel. La piel es, de hecho, el órgano más grande del cuerpo, es nuestro escudo y el filtro del mundo exterior.

Como un médico joven, lidiar con la vanidad nunca fue una prioridad. Cuando los pacientes se hacen mayores, y uno sigue el mismo camino, la forma de como te ves se convierte en una fuente de inseguridad. El conocimiento común nos muestra que las nuevas relaciones, trabajos y experiencias interpersonales dependen de como uno se proyecta, y la forma en que te visualizan. Al final una palabra describe un problema común en la autoestima, y en las primeras impresiones, 'arrugas'.

¿Alguna vez ha perdido algo? ¿Buscar por todas partes, sólo para encontrar el objeto deseado justo frente a usted?

La anatomía humana es lo que vemos a simple vista. La histología es lo que vemos usando diferentes tipos de microscopios. La acumulación de nuevos conocimientos sobre la composición celular nos conduce a una visión compleja del ser humano del cuerpo humano.

Sólo a unas pocas cuadras de mi casa, hay una calle que lleva el nombre de un oficial, un aventurero dedicado a la búsqueda de la eterna juventud, Ponce de León pensó que había encontrado en Florida las aguas de manantial que lo llevarían a la eterna juventud.

Con los años, las facetas de mi práctica se han dedicado a la comprensión de la estructura y función celular. De hecho gran parte de mi tiempo la he dedicado a consultar con otros médicos. Como patólogo quirúrgico, la histología es el componente básico de cómo entender las funciones y cambios. Histología significa el estudio de la estructura y el aspecto de las células, y su relación entre sí. Los primeros años de la escuela de medicina se dedican a aprender sobre el cuerpo normal. A simple vista, a través del microscopio, una radiografía ... cada uno ofrece una imagen única y son como piezas de un rompecabezas para comprender la interrelación de todos los sistemas corporales.

Así que el libro es el intento de un médico para hacer frente a un problema muy común y universal: todos envejecemos. Eso no significa que tengamos que adoptar una postura pasiva y simplemente permitir que el proceso fisiológico normal avance a un ritmo rápido.

De alguna manera u otra, todos los caminos conducen a la confianza en sí mismo a la autoestima. Uno refleja una imagen de sí mismo por la forma en que uno camina, habla y se comunica.

La piel es lo primero que vemos cuando echamos un vistazo a una persona. No vemos el corazón, los pulmones o los riñones, pero la piel sí. Nunca debemos subestimar la complejidad y la importancia de la protección externa. Los ojos son la ventana del alma, y la piel es nuestra protección, mediador de los sentidos, y el regulador de la energía.

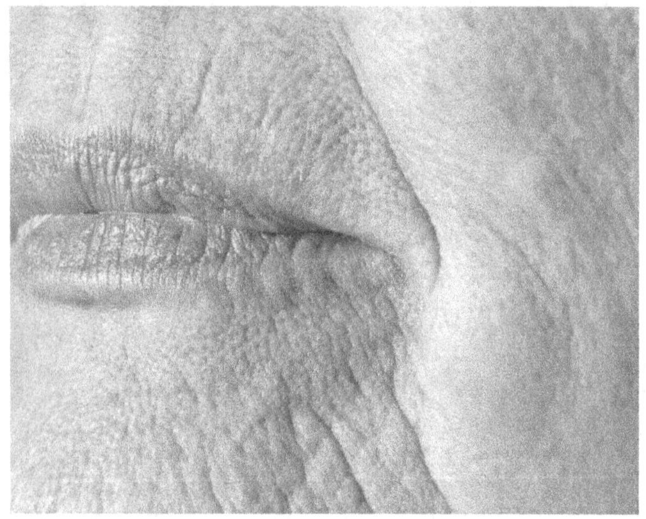

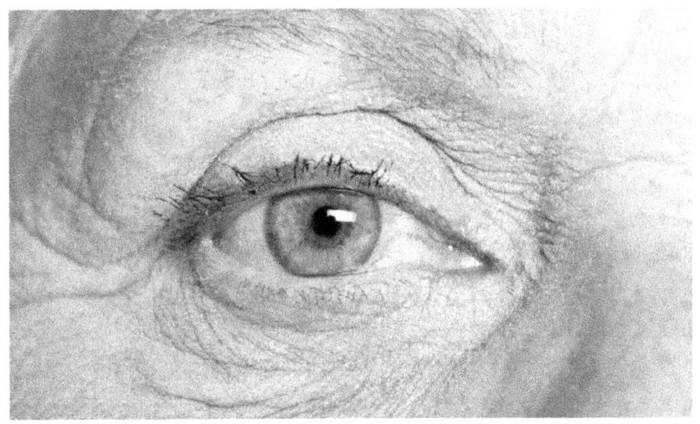

La forma de cómo nos vemos es la combinación de muchos factores. Independientemente de que cada factor son variables comunes para ajustar el reflejo exterior, el escudo, la piel.

Bueno, asi es como me siento por escribir este libro. Durante muchos años he estudiado todos los detalles de la piel, informes escritos sobre las enfermedades inflamatorias tales como el lupus o la psoriasis. En otras ocasiones, he estudiado y discutido lesiones malignas de la piel como el melanoma o el carcinoma de células escamosas. Después de miles de entrevistas a los pacientes, y la elaboración de igual número de informes que describen los resultados y el tratamiento, lo último que podía imaginar es que habría un interés en escribir sobre las arrugas. Después de todo, ¿qué tiene que ver una arruga con la patología?

No importa quién eres, de dónde eres o lo que haces; Todas las mañanas nos levantamos y hacemos nuestro camino al baño. La luz se enciende; el agua se ajusta a cierta temperatura, entonces miramos directamente hacia delante, hacia el espejo. Y allí, la primera vista de todos los días es nuestra cara. A medida que pasan los años, nuevas arrugas comienzan a aparecer. Hasta la fecha nunca he conocido a alguien que esté contento la aparición de una nueva arruga. Al igual que hay diferentes tipos de cuerpos y personalidades, cada uno tiene una forma diferente de abordar un problema. Algunos son bastante simples, y hay una amplia gama de grados. Mi trabajo como médico es reflexionar y estudiar cómo ayudar a mis pacientes a lidiar con sus preocupaciones. No es sólo con un resfriado común o un dolor de estómago con lo que trato a diario. Mis preocupaciones no son diferentes de cualquiera de ellos. No sólo estamos preocupados por cómo nos sentimos física y emocionalmente, todos nos sorprendemos si nos vemos cada vez mejor.

Durante los últimos años ha habido una tendencia a explorar formas alternativas para ayudar a los pacientes. Mi práctica ha sufrido grandes cambios, lo llaman una evolución.

Criterios sobre las arrugas

"Oh temido pliegue del tiempo que ninguna línea de rima puede imitar".

"Esta piel mía que con el tiempo he llegado a odiar".

"Muéstrame el camino para enamorarme de nuevo con esta reflexión".

"La imagen en el espejo es mi única conexión".

Con lo que la gente ve de mí, nunca se oirá, decir……..
"que gran cosa me ha pasado esta mañana".

"Fui a lavarme los dientes y me di cuenta de las arrugas en mi cara ". No va a pasar, nunca.

La pregunta es, ¿las arrugas le molestan? Es demasiado tarde para lamentar todos los cigarrillos que se ha fumado, o las horas dedicadas en la piscina o en la playa con su reflector y una botella de aceite para bebé. El primer paso consiste en evaluar objetivamente el daño, es mejor si un observador imparcial está con usted para esto. Recuerde la sección sobre la estructura de la piel; es el momento de poner en uso sus nuevos conocimientos. Después de determinar qué tan profunda es su arruga, trate de trazar un plan. Para esto se necesita ayuda profesional. Cualquier persona que se preocupa por sus arrugas merece la oportunidad de mejorar su apariencia, reduciendo al mínimo la aparición de las grietas faciales. Hay muchos tipos de profesionales con experiencia en el cuidado de la piel. Cada fase y el avance del proceso de envejecimiento cuentan con distintas herramientas y expertos para manejarlas. El dermatólogo, cosmetólogo, cirujano plástico, empresa de cosméticos, o tal vez su vendedora de Avon; cualquiera o todos pueden unirse al equipo. Vamos a discutir el papel de cada profesional, y cómo podemos decidir con cuáles tomar refugio. Volviendo al punto de partida. Puedes responder esta pregunta? ¿Qué causa una arruga?

Observe las fotos a continuación. Nótese la malla de fibras que constituyen el marco de soporte dentro de la dermis. Nuestro plan debe venir con una forma de reponer y o estimular las proteínas, vitaminas e incluso las células que se han perdido. La forma es la de proteger e hidratar, relajar y paralizar las fibras Si se puede ver el problema se puede visualizar la solución. Las zonas y la gravedad de las arrugas avanzan incluso en los jóvenes.

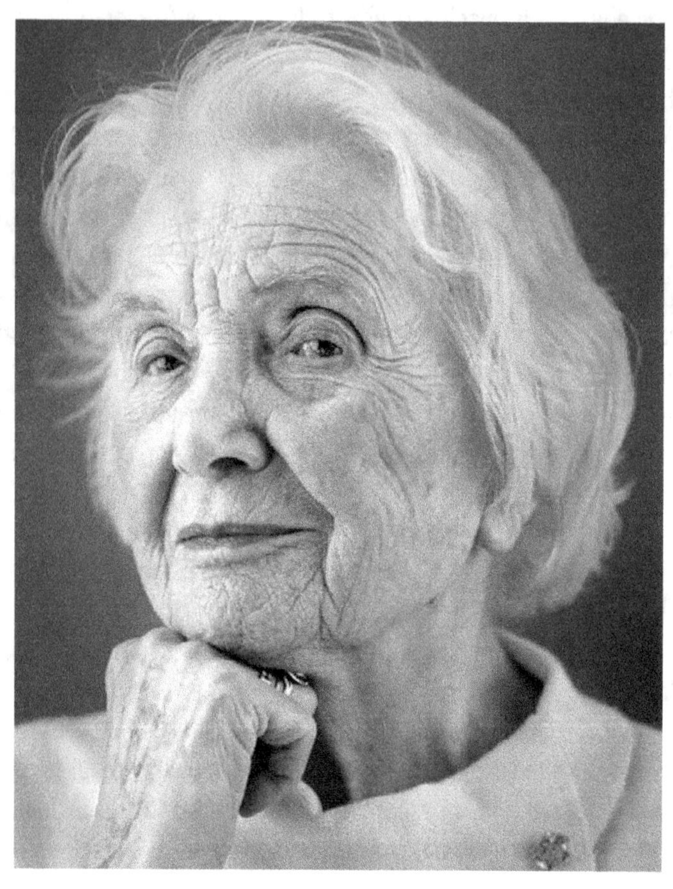

No importa si las arrugas de envejecimiento aparecen, usted tiene que tomar el tiempo y tomar una postura al respecto. La Belleza solamente se ve reforzada por la cura de las arrugas.

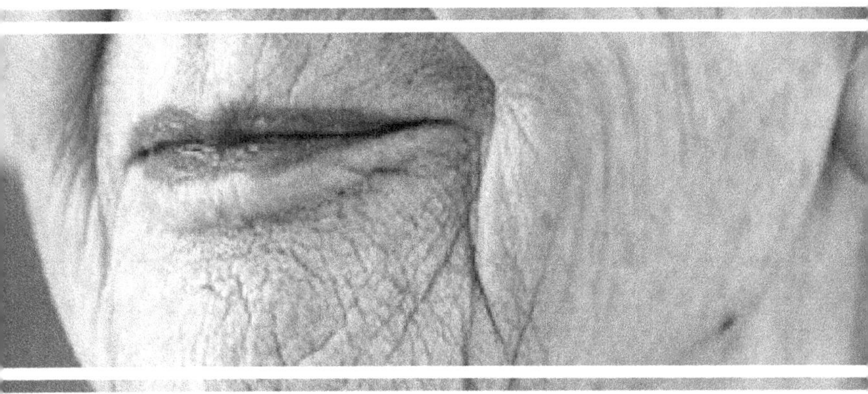

La eficacia de cremas dependerá de la composición y los ingredientes activos. El uso de cremas recetadas y retinoides, se ha documentado que mejora las arrugas. Los ingredientes activos son a menudo los mismos, pero en distintas proporciones. Los antioxidantes, ácidos alfa hidroxilo, Co enzima Q10 han demostrado un gran avance

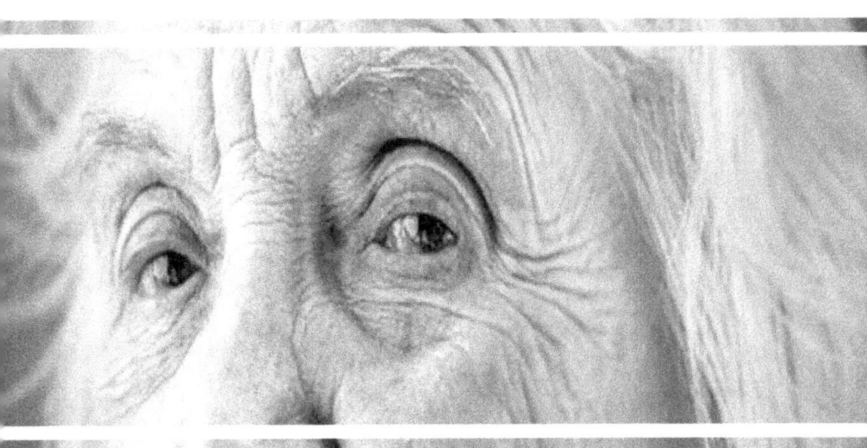

Una serie de vendedores promueven fórmulas mágicas, como los vendedores de aceite de serpiente en el salvaje oeste, ellos se esconden detrás de las pocas restricciones para los productos cosméticos,   un medicamento es regulado por la FDA, los cosméticos no. Por otro lado, muchos compuestos naturales y no tóxicos sin la necesidad de ser regulados por las autoridades sanitarias, tienen el mismo efecto que las cremas reguladas por estas autoridades. El defecto está en que en estas cremas de venta libre, generalmente hay un menor grado de componentes activos y de concentración en comparación con las cremas reguladas. Vamos a discutir en detalle nuestras recomendaciones en los capítulos siguientes, junto con las terapias alternativas y los diferentes niveles de invasividad

Capítulo Siete
Piel Seca, Eczema

Así como la temida arruga, pero con un potencial peor de daños, es el eczema. Este es uno de los términos más incomprendidos y mal citados en la literatura médica. Por desgracia, esta incomprensión se ha extendido a la industria cosmética.

El eczema no es sólo una palabra difícil de explicar, es una condición compleja de la piel y parte del proceso de envejecimiento. El área de la piel con la capa de protección más delgada, la epidermis, es el segmento más vulnerable. Hay expertos en enfermedades de la piel que creen que el término eczema ni siquiera debería utilizarse más, porque no hay consenso sobre su significado. En las bibliotecas médicas secciones enteras están llenas de libros sobre los efectos del envejecimiento en la piel. Fue sorprendente descubrir la cantidad de información que es simplemente confusa. El término en sí mismo, el eccema, se utiliza de

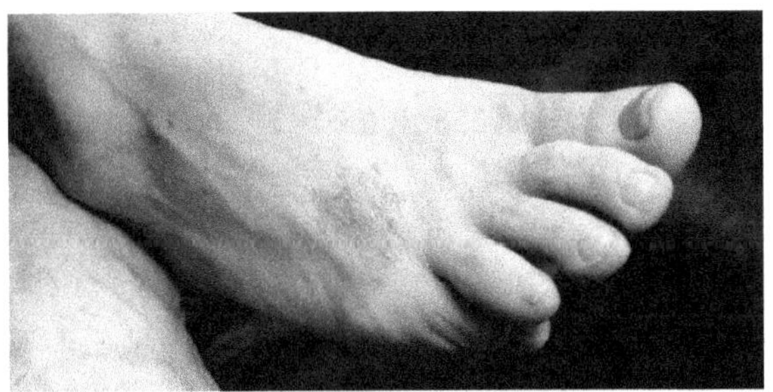

muchas maneras diferentes, dependiendo del autor. Lo que la mayoría de los autores quieren decir cuando utilizan el término eccema es la dermatitis atópica.

Cualquier palabra que termina en "itis" en los libros de medicina significa que hay inflamación. Por ejemplo dermatitis significa inflamación de la piel. Artritis significa inflamación de las articulaciones, y así sucesivamente. En griego, la palabra eczema significa la acción de hacer salir algo que hierve

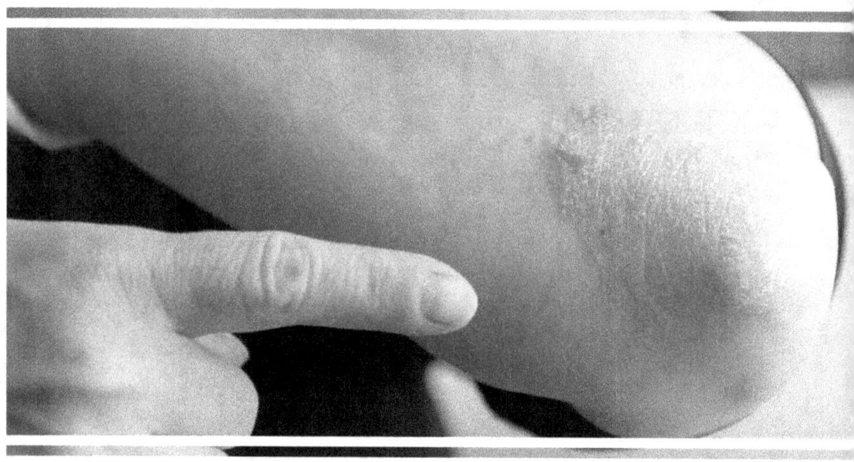

desde el interior hasta el exterior. De hecho en un nivel microscópico y posteriormente a un nivel más general, eso es exactamente lo que sucede. A medida que envejecemos, la piel se vuelve más delgada, y dependiendo de su tipo de piel y la temporada, aparecen pequeñas grietas en la armadura. El gran protector es ahora vulnerable a las influencias externas y a las manifestaciones de señales internas. El Eczema ocurre donde hay una debilidad en la piel y el signo se convierte en el síntoma. La diferencia entre un signo y síntoma es que un signo es algo que es visible y que puede ser observado por un buen ojo y un síntoma es algo que se manifiesta en el proceso de la enfermedad. Así, por ejemplo, uno de los primeros signos de la eczema es la piel seca. Si esto empeora y se convierte en una zona persistentemente creciente de escalamiento en la piel; se desarrolla un síntoma. El eccema es realmente una reacción alérgica que causa la formación de zonas secas y con comezón con distintos grados de severidad. La causa principal se debe a la predisposición genética, entonces el tiempo y todo a su alrededor desencadena las reacciones. Tal vez una mascota, al detergente, el estrés, la dieta o el simple polvo pueden causar una cadena de reacciones que terminan en una superficie desigual de la piel de color rojo, feo y con picazón . A menudo en la medicina aquellas quejas que no se creen tan graves, son las que más molestan a los pacientes. En muchas sociedades, el médico es visto como una persona que está muy bien informado, sabio más allá de su edad. Esta sabiduría asumida es a menudo un error. Los médicos no son diferentes de cualquier otra persona lo único que pudiese diferir es que pasan más tiempo en la escuela aprendiendo un oficio; Un trabajo que siempre está cambiando por nuevos descubrimientos, tanto en el diagnóstico como en el tratamiento.

El médico no siempre tiene las respuestas, pero con frecuencia los médicos se basan en ciertos términos nebulosos para clasificar una enfermedad o síntoma.

El eccema es uno de esos términos. Una erupción, área seca, punto de picazón, mancha roja ... ¿no sabemos lo que es? Vamos a llamarlo "eccema", una palabra que suena esotérico, que parece describir con precisión una afección de la piel.

Como proveedor de cuidado de la salud se justifica una historia clínica y el examen físico de la persona en cuestión. Los patrones subyacentes y los estímulos desencadenantes pueden iniciar la reacción de la piel.

Tiene que haber un gran cuidado para analizar y encontrar el cuidado personal adecuado para minimizar y prevenir la aparición de la piel seca, escamosa como la de las serpientes. Siempre prepárese para el invierno y los climas secos mediante la aplicación de los recursos naturales y evite los irritantes, especialmente jabones y detergentes.

Mantener la piel hidratada con cremas acuosas y protegerse del medio ambiente. Definitivamente no es una buena idea soñar despierto mientras toma una ducha caliente larga, debido a que los poros de la piel se abrirán y los aceites naturales necesarios se irán a través de los espacios abiertos.

El efecto posterior será una piel más seca .

Trate de usar agua tibia simplemente y limpiar su cuerpo con un limpiador saludable, con la mezcla correcta de ingredientes y ausencia de ingredientes tóxicos. En el siguiente capítulo vamos a entrar en detalle sobre sus opciones.

Usted no desea lavar el bien con el mal. Imagínese encerar su coche durante 10 horas seguidas con papel de lija y Ajax. Se asegurará de que no habrá más brillo en ese vehículo. Al igual que este usted puede quitar los aceites naturales producidos por la piel. Tan pronto como usted sale de la ducha, tómese unos minutos y aplique una pomada hidratante calmante.

Vestirse adecuadamente, con capas para el invierno, y la protección solar en el verano, rendirá dividendos.

La inflamación es una variable común en todas las formas de piel eczematosa; Por lo tanto, la crema que elegimos debe también luchar contra la infiltración de células inflamatorias en la piel.

.

Capítulo Ocho
Acne, Rosacea y Manchas

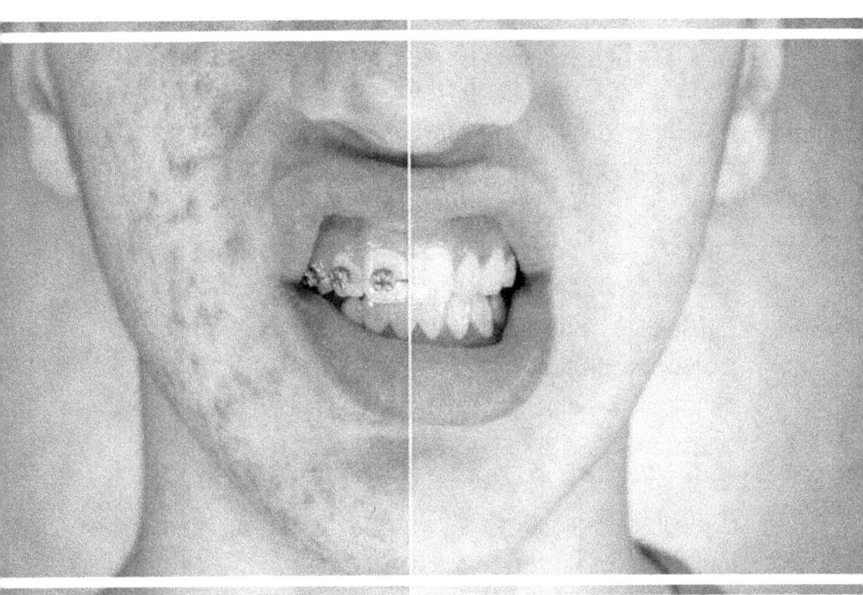

Pimples and pimples on older people

Oh esos temidos días de la juventud pasando tiempo estallando, apretando, ocultando esas feas inflamaciones de pústulas en la cara. ¿Puede usted creer que pueden volver de nuevo más tarde? !!

El acné es un problema tan importante y abrumador, que será imposible cubrir este tema en profundidad en este libro. Sin embargo, es posible exponer los hechos básicos y sugerir maneras de lidiar con el problema. La rosácea es la continuación del mismo problema en los años posteriores de la vida.

Ya no preocupa lo que los niños en la escuela pensarán de usted, pero sigue preocupado por cómo se ve actualmente.

En su mayor parte, el acné y la rosácea son inflamaciones en la base de los folículos pilosos que se extienden para implicar estructuras circundantes. La inflamación se clasifica en inflamación crónica y aguda. Básicamente esto significa inflamación vieja o nueva. Cada uno tiene un tipo celular predominante diferente. En la piel, los linfocitos se pueden observar en la dermis o epidermis, y están allí como respuesta a diferentes estímulos. Su trabajo consiste en atacar y proteger a nivel celular. Aparecen para defender cualquier daño de los elementos microscópicos en cualquier parte del cuerpo.

Cuando el tejido es en realidad destruido o va más allá de la reparación de las células inflamatorias agudas, terminan el trabajo y son la razón de pus o pústulas.

Todo el proceso en el caso del acné y la rosácea tienen un cierto orden. En primer lugar hay un estímulo, a continuación, una reacción celular.

Finalmente, una pequeña zona no se puede reparar, carcomida por diferentes tipos de celulas intlamatorias, y luego es expulsado fuera del cuerpo a través de una pústula en la superficie.

Al igual que todo lo demás en el cuerpo, la razón del cambio y la decadencia tiene varios factores. En primer lugar están los genes que en su mayor parte determinan el tipo de piel que tienes. En el caso de los granos, la dieta y el estrés juegan un papel muy importante.

Todos tenemos la experiencia común de quebrarnos durante los exámenes, o en una primera cita. En los capítulos anteriores hemos discutido sobre las diminutas terminaciones nerviosas de la piel que transmiten y reciben información.

Altos niveles de stress son como una señal eléctrica constante machacando en cada célula. Al igual que el ruido durante un concierto no le permite apreciar la música, así el estrés constante inhibe al cuerpo de las funciones normales.

La piel necesita una atención constante en todos los niveles. Su cuerpo tiene sus propias estructuras de defensa celular que trabaja en el mantenimiento del statu quo. Cada uno de nosotros está obligado a tomar decisiones inteligentes acerca de nuestra dieta, jabones y estilo de vida en general.

Recuerdo las advertencias de mi abuela contra el exceso de chocolate o alimentos grasos, ¿estaba ella en lo correcto? Hoy en día no hay ninguna prueba real para establecer un vínculo directo entre el chocolate y las espinillas, pero hay pruebas de que los alimentos grasos pueden hacer que los que tienen la tendencia a espinillas, tiene más y mayores inflamaciones.

Hay lugares en este planeta donde los nativos no tienen ni siquiera una palabra para los granos, como Nueva Guinea. Pero hay prueba de que cuando los indígenas de Papúa están expuestos a las comidas rápidas típicas occidentales, el primer impacto que el mundo moderno tiene sobre ellos es la nueva palabra, espinilla.

Mediante el estudio de la dieta de aquellas personas no afectadas por las espinillas podemos hacer ciertas suposiciones.

Las sustancias grasas tienen un papel interesante en el aspecto y la resolución del acné y la rosácea. Los chinos tienen formulaciones antiguas que utilizan mezclas de ácidos grasos que se encuentran en el aceite vegetal como ingrediente principal en cremas tópicas.

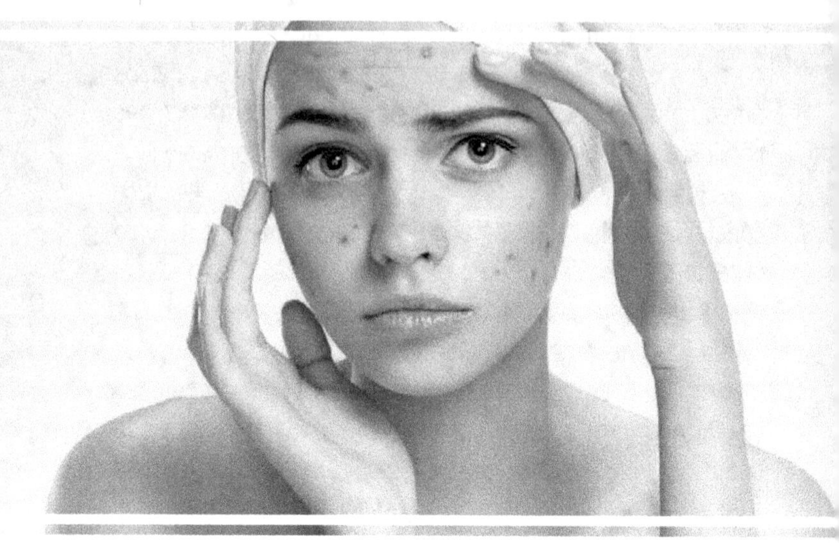

Evitar alimentos chatarra junto con la adición de nuevos y más saludables variantes tiene una influencia positiva definitiva sobre la aparición y la duración de los granos.

El tratamiento de la inflamación de la piel es importante. La aspirina o ácido salicílico, junto con el peróxido de benzoilo pueden ser beneficioso. Hay dermatólogos que recomiendan los antibióticos y agentes anti-inflamatorios más fuertes como la hidrocortisona que se usa tópicamente como agente de recuperación para las espinillas.

Hay métodos más agresivos para atacar el daño producido a largo plazo acumulado por el tiempo producto de los granos. Los tratamientos con láser, peals, exfoliación con la aplicación de una pomada tópica.

Si usted tiene eczema, acné o rosácea el enfoque es el mismo; comprender sus tendencias al conocer su tipo de piel. Luego tomar una decisión consciente para proteger, evitar y minimizar.

Manchas de edad

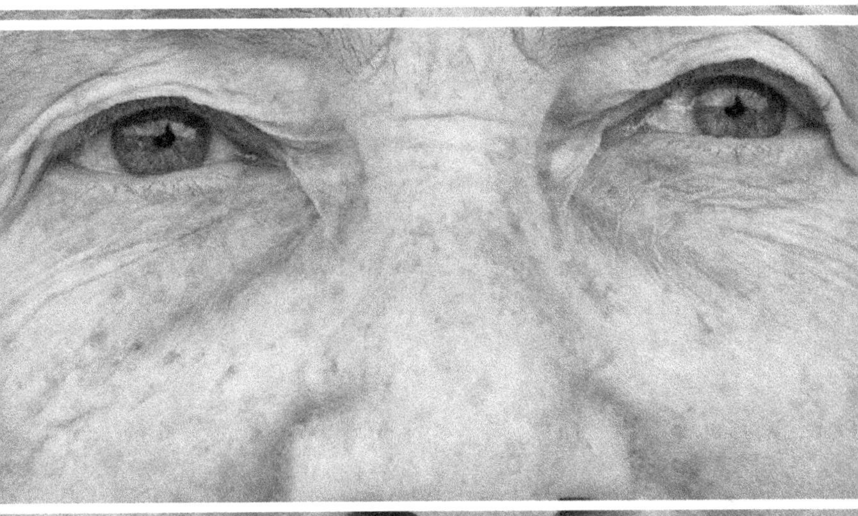

Otra aparición preocupante de la edad son las manchas no deseadas, puntos de colores oscuros, lisas o grumosas. La aparición de las áreas pigmentadas nunca debe tomarse a la ligera. Los tipos de marcas que vamos a abordar en este capítulo se refieren comúnmente como manchas del hígado o manchas de envejecimiento. Estas marcas son benignas, o no clínicamente significativas, es sólo una mancha. A medida que envejecemos debemos tener una actitud sobre las lesiones peligrosas de la piel, que si se detectan rápidamente se pueden curar con procedimientos quirúrgicos menores.

Las manchas del hígado no son elevadas, marrón claro a oscuro y se observan con mayor frecuencia en la cara y los brazos, lo has adivinado, las áreas de su cuerpo expuestas al sol. En realidad no hay un tratamiento médico requerido, pero son un punto sensible para el observador cuidadoso. Al igual que muchos otros términos que se refieren a la piel, esto es sólo otro nombre inapropiado. Las manchas y la función del hígado no tienen ninguna relación. ¿Te molesta la aparición de las manchas? Hay remedios para esta molestia.

¿Ha notado que algunas mujeres embarazadas desarrollan una cara pigmentada, bien esto se llama melismas; y en realidad son muy similares a las manchas de la edad, alias mancha del hígado, manchas marrones, manchas solares. El pigmento en la piel se produce por los melanocitos, que se pueden encontrar en la base de la cubierta superficial de la piel, la epidermis. Ya sea africano o anglo, ambos tienen el mismo número de melanocitos. Es la cantidad y localización del pigmento, lo que hacen que haya una diferencia cualitativa visual.

Cuando se produce una nueva mancha tienes que observarla. Mira los bordes, son regulares o irregulares? Se elevó? ¿Ha cambiado de aspecto?

Hay aquellas áreas pigmentadas que han sido persistentes desde la infancia. Al igual que los lunares. También las pecas vienen y van en función del grado de exposición al sol. Si dentro o desde estos compañeros de mucho tiempo, se comienza a desarrollar una nueva y más grande área pigmentada, usted debe ir a ver a su médico inmediatamente. Tal vez una biopsia se justifica para descartar un tumor maligno, como el melanoma. La mayoría de los cánceres de la piel se curan completamente por una escisión local amplia, pero el melanoma merece atención rápida y agresiva.

Hay tantas cremas y remedios naturales en el mercado que pretenden eliminar las manchas de la edad que la mejor opción es consultar a un profesional para la orientación adecuada.

En los últimos anos ha habido mucha controversia sobre la pigmentación de la piel tardía con Michael Jackson, y también el jugador de béisbol Sammy Sosa.

Estas celebridades afroamericanas lentamente se convirtieron en blanco y más blanco. Abundan las especulaciones en cuanto a cómo esto es posible. Desde el campo de las celebridades hablan de una enfermedad llamada vitiligo, que es la pérdida de la pigmentación.

La razón de la diferencia de color con el paso de los años fue una causa de gran controversia y que yo sepa nunca se ha tratado con claridad. En cualquier caso, hay métodos para blanquear o decolorar áreas de pigmento no deseado.

Las Manchas de la edad comienzan a aparecer alrededor de los cuarenta años. Hablamos de la lenta regeneración de las células en los últimos años, y la rotación constante de nuevas células. A medida que envejecemos nuestro metabolismo se ralentiza, y vienen en las arrugas, puntos y manchas.

Al igual que un invitado no deseado, inmediatamente pensamos en cómo hacer para que se vayan.

Varios de los nuevos métodos para hacer frente a estos problemas de envejecimiento están disponibles actualmente.

Mientras usted está buscando una solución, refúgiese en lo que ya sabe, proteger su piel del sol tanto como sea posible. Utilizar las adecuadas prendas de vestir y protectores solares.

Hay remedios antiguos como la vitamina A, ahora componentes sintéticos como los retinoides que regulan las relaciones de crecimiento de nuestras células de piel individualmente.

La mayoría de los dermatólogos están de acuerdo en que los ácidos alfa hidroxilo trabajan para romper la capa superficial de la piel, la capa de queratina de la epidermis, lo que les permite atacar directamente el problema.

Sigue el camino de ladrillos amarillos. Comenzamos nuestro viaje hablando sobre sus preocupaciones y aprendiendo acerca de lo que es la piel, y de lo que está hecha.

La epidermis es una malla en constante cambio de células epiteliales en capas, todos unidos entre sí. Dentro de ese marco están las terminaciones nerviosas, melanocitos, las proteínas y el líquido graso todos fluyendo dentro de un lago de agua salada.

La melanina se hace en la parte inferior, pero depositada por todas las capas más profundas de la epidermis. Esas células envejecen y se elevan como el humo de un incendio, dejando una imagen residual contaminada que es lo que queda después de que la célula muere, la queratina en la superficie. Nuestro objetivo es la capa superficial.

Mi sugerencia no es diferente de cualquier otro problema a enfrentar. En primer lugar tratar un enfoque conservador, y ver si funciona. Sin embargo, si la evaluación inicial o la falta de respuesta en el futuro es claramente evidente, entonces debe recurrir a estrategias más agresivas.

En primer lugar evitar el sol. Si tiene la piel clara, y ha esperado incontables horas en el stand de la playa tomando el sol en busca de un bronceado, deben estar preparados para hacer frente a las consecuencias.

Hay cremas blanqueadoras recetadas, en concentraciones más altas, y sin receta con concentraciones más bajas. Todos contienen hidroquinona con retinoides y esteroides. (La hidroquinona es conocida por ser muy, muy mala para la piel y está prohibida en países europeos)

Seguidamente Toda una serie de alternativas desde láser hasta la crioterapia, y la dermoabrasión. Estos sólo deben realizarse bajo la supervisión de un médico.

Una vez más, por qué no optar por un método menos agresivo en primer lugar. Puede ser que tome un poco más de tiempo, pero las cremas con ácido glicólico, o ácido kójico, muestran resultados prometedores

Capítulo Nueve
El Mapache, círculos negros en los ojos

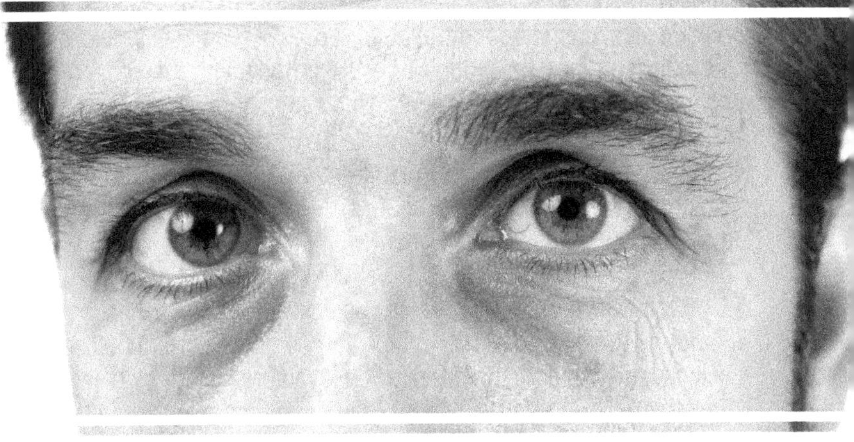

"Hola amigo, estuviste despierto toda la noche?" Esta es una persona entrometida preguntando por qué esos círculos negros debajo de los ojos. Los círculos negros pueden estar presentes en cualquier edad debido a una enfermedad, la fatiga y, a veces incluso alergias. El envejecimiento puede provocar círculos negros que duran más tiempo y surgen más fáciles. En cualquier caso hay varias curas.

Hay muchas razones fisiológicas para los círculos negros, así como hay curas. La epidermis es muy delgada en esta área y alteraciones vasculares y pigmentadas son fácilmente visibles. Son como una cortina muy fina, se ve fácilmente lo que está pasando detrás.

Si eres un animal de fiestas, los círculos podrían ser una declaración de moda, pero en su mayor parte dará un aspecto enfermizo y cansado, por decir lo menos.

En los individuos más jóvenes las causas incluyen la predisposición genética, el consumo excesivo de alcohol y el tabaquismo. Tal vez la congestión nasal o la intolerancia al gluten podría ser la causa. Si usted está en sus años cuarenta y cincuenta y los círculos negros nunca se había formado tan rápidamente, entonces la causa es una piel fina y vasos sanguíneos visibles debido a el tejido graso en la zona.

Un remedio natural siempre debe probarse primero. Tome un pepino fresco, cortar en finas rodajas y asegúrese de que ha estado en el congelador durante un tiempo. Acuéstese y duerma , y deje sus ojos hinchados bajo estas rodajas. Una rebanada sobre cada ojo cada día durante 15 minutos hará maravillas.

Muchos saben este truco. Durante la investigación para este capítulo era sorprendente encontrar la cantidad de remedios caseros que las personas juran que funciona. Yo sólo estoy incluyendo los que yo puedo dar testimonio de ellas.

1. cafeína fría, en bolsas de té, dejelas en la noche en agua refrigerada,   funciona de maravilla. Tómese el tiempo para colocarlas en la mañana después de levantarse y antes de seguir adelante con su día. La cafeína fría contrae los pequeños vasos subyacentes a la   región orbital, permitiendo que el fluido acumulado en el tejido extracelular vuelva fácilmente de nuevo al sistema circulatorio. Así, el hinchamiento baja notablemente como efecto diurético.

2. Incline la cabeza hacia atrás, ponga unas gotas de solución salina en la nariz y las bolsitas de té frío sobre los ojos.

3. Hay remedios más desesperados y más rápidos que tienen resultados sorprendentes, pero tienen efecto demasiado corto. Una de ellas es la carne fría, que es sencillamente asqueroso, ¿quién quiere un cuerpo muerto en su cara?.

La otra es una cuchara congelada; esto es parecido a la cura de los boxeadores cuando le sangran la nariz.

4. Hay algo muy agradable que tiene grandes resultados. Ve a dormir!

5. Dejar de beber alcohol como un pez, y deja que abundan sus sueños.

Desde aquí, toma el tiempo para mirar tu estado general de salud y la dieta. Aquí vamos de nuevo, de vuelta a Roma.

Si usted quiere tener una experiencia de vida, vaya a un centro de rehabilitación alcohólica, (como voluntario espero), y echa un vistazo a los pacientes que van entrando a través de la puerta uno por uno. Entonces vuelva una semana más tarde y chequéalos nuevamente para ver si han obtenido ganancia. Nutrición, descanso y desintoxicación son los elementos clave para superar un estilo de vida abusiva. El punto es, en cuanto una dieta saludable reemplaza las bebidas alcohólicas las ojeras parecen desvanecerse. Incluso Houdini estaría impresionado por el acto de desaparición.

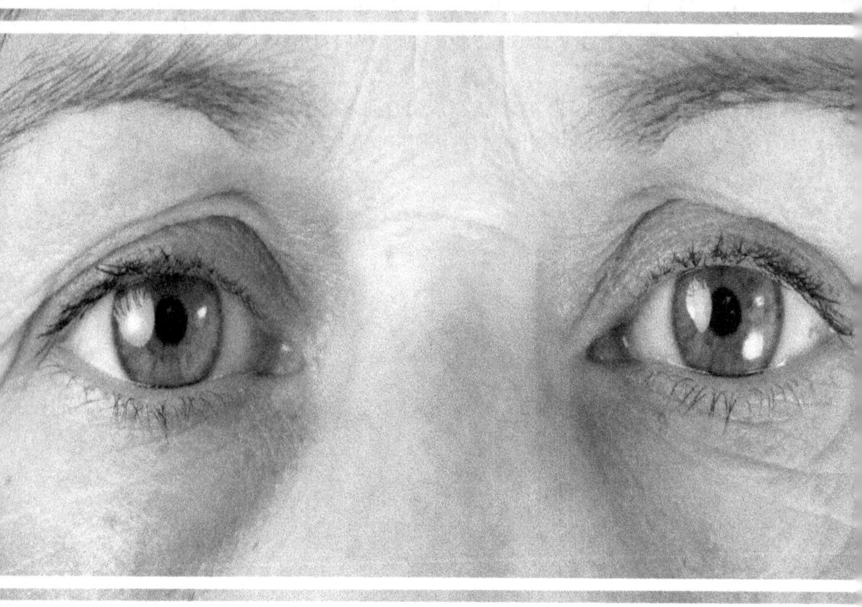

Los ojos hinchados significan un exceso de líquido en un área pequeña. La combinación de vasos superficiales, fluido en movimiento fuera del recipiente y en el tejido subcutáneo. Al disminuir el consumo de sal, y aumentando la vitamina K y B-12, tomamos medidas rápidas hacia el drenaje de la acumulación de líquido no deseado. ¿Qué tienen en común las ojeras de los animales de fiesta, las personas enfermizas y las personas de edad avanzada? Desnutrición. Así que a comer sano y dejar de introducir veneno en su cuerpo, por lo menos por un tiempo.

Después de la utilización de todos los recursos naturales y lógicos, vamos para arriba. Hazte bella (o) de nuevo. Tome el tiempo para investigar todas las cremas disponibles, ya sean componentes de rejuvenecimiento, camuflaje o remedios de noche; utiliza todo el arsenal disponible.

Si deja de fumar, come más verduras, se relaja un poco y disfruta más, esos círculos negros desaparecerán. Si este consejo maternal es simplemente demasiado, vaya a comprar unas gafas de sol y los usan durante toda la noche.

En los capítulos siguientes vamos a discutir nuestros ingredientes favoritos que deben estar presentes en las cremas que elija.

También vamos a adoptar un enfoque holístico para manejar el proceso de envejecimiento.

No se puede hacer retroceder las manecillas del reloj, pero si puede trabajar en ello.

Una piel bella y por lo tanto, un aspecto atractivo son mucho más complicados de lo que parece a simple vista. Lo que se refleja en la superficie de la piel es la suma de muchos factores como una dieta saludable y nutrientes para alimentar el proceso metabólico. Recuerde nuestras discusiones anteriores acerca de la histologia de la piel. Cada capa subyacente y las diminutas estructuras como la elastina, las glándulas sudoríparas; todos juegan un papel en la apariencia externa de la piel. No hay que olvidar otros denominadores ocultos como el ejercicio y la actitud mental, cuyo efecto combinado nunca debe ser subestimado.

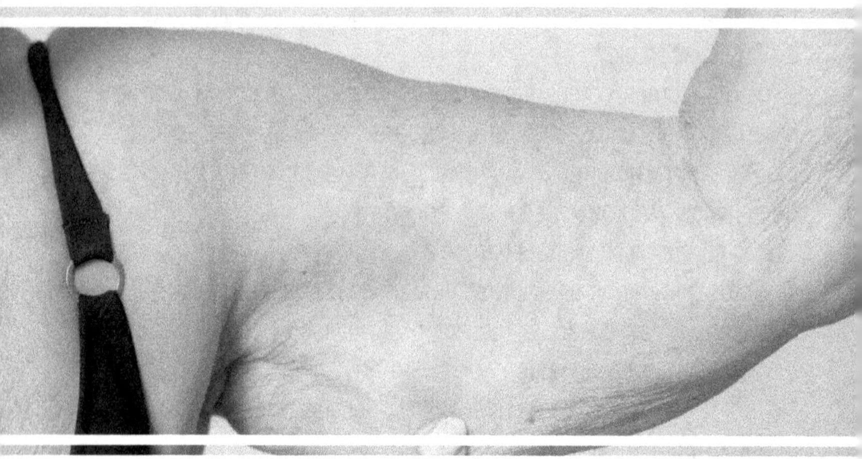

Mire la flacidez en la piel. Esto se ve como una caída exterior de la superficie de la piel.

El verdadero problema se encuentra debajo de la superficie. Dependiendo de su estructura ósea facial y la fuerza de las inserciones fibro musculares al tejido óseo, el cojín de profundidad en que se encuentra la piel comienza a aflojar.

Al mismo tiempo el tejido conectivo fibro dérmico se debilita con el desgaste regular y los efectos del tiempo, la piel exterior se estira y se aprieta por los componentes subcutáneos.

Así que cuando vemos la flacidez de la piel, nos damos cuenta de que la piel se cae debido a la pérdida de las estructuras de soporte. La imagen que viene a la mente es la de una hermosa bailarina de ballet clásico que se sostiene en el aire por un compañero fuerte.

Los ojos de todo el público se fijan en la bailarina; Pocos

se dan cuenta del chico fuerte que la sostiene. El chico fuerte

es la fuerza subyacente, lo que permite que pueda ser visto
la belleza de la bailarina.

Adelgazamiento de la Piel

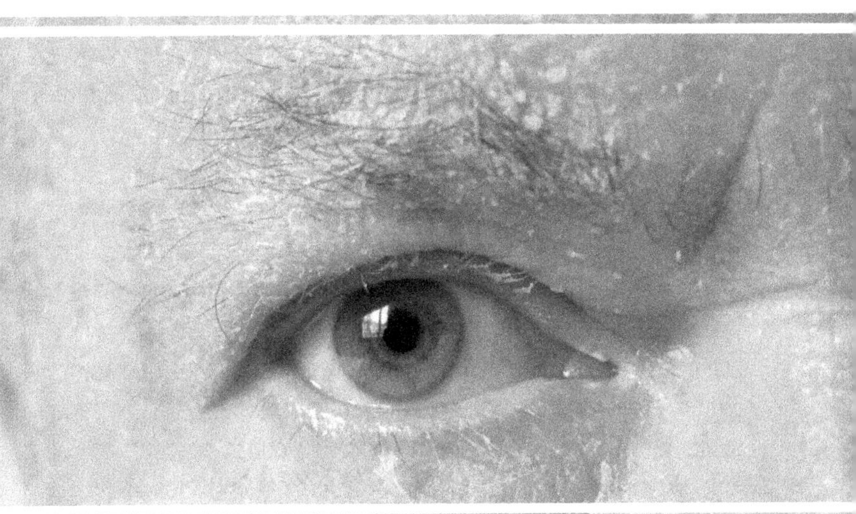

El ejemplo de adelgazamiento de la piel nos permite ver un atisbo
de lo que realmente está sucediendo. El Adelgazamiento de la
piel es una parte normal del proceso de envejecimiento. A medida
que envejecemos la respuesta celular no es tan rápida. Ya
discutimos cómo las células epiteliales nacen, viven y mueren, a
medida que el ciclo de nacimiento continua las múltiples capas de
la epidermis permanecen intactas, las células no se regeneran
tan rápido, y la capa predominante en la superficie es la queratina,
la superficial celular. Ahora hay una cortina fina y transparente,
donde hay un escudo mucho más gruesa y protectora de lo que
solía ser.

Ahora los pequeños vasos sanguíneos subyacentes se hacen visibles, como la recolección de pigmentos nunca antes vistas en la unión dermo epidérmica.

¿No es sorprendente que cuando se imagina un héroe, o una estrella de cine en particular, siempre se ven muy bellas o guapos según sea el caso? ¿Alguna vez has imaginado un héroe feo? Por supuesto que no. El bueno es siempre apuesto, y el malo es simplemente feo.

De acuerdo con numerosos estudios científicos y por sentido común, no hay duda de que si usted es más apuesto, lo más probable es que conseguirá el trabajo antes de un solicitante brillante pero no tan bien parecido. ¿Quién tiene el novio, la hermana bonita o la fea? Una vez más, lo más probable que la hermana bonita. Incluso Cenicienta - cuento perfecto de todas las mujeres - antes de encontrar los zapatos mágicos era básicamente hermosa... sólo necesitaba esos zapatos para extender sus alas y obtener todo su esplendor.

En la capa superficial de la piel hay diminutos nervios que actúan como receptores y transmiten la percepción del tacto - fría, caliente, etc. Estos son los nervios que conectan con una red inteligente altamente compleja, mucho más sofisticada que el último software del mercado.

Todos nuestros órganos de los sentidos, ojos, oídos, nariz, boca y piel; están constantemente transmitiendo información a través de los nervios conectados al sistema nervioso central y periférico. El resultado es un conglomerado de datos que tiene que ser procesado. Hemos pasado toda la vida recopilando información sólo para que una opinión pueda ser hecha. Así que ya tenemos un concepto personal de la belleza. Esa imagen está compuesta de influencias culturales y populares. En general la mayoría de la gente de una región común se pone de acuerdo sobre lo que es bello y lo que es simplemente feo.

Recuerde que la epidermis es muy fina, y por debajo están las estructuras de soporte de proteínas, cargado de glándulas; la dermis. Por último, el aislamiento de la piel, el tejido graso subcutáneo. Con el tiempo los efectos del sol, la gravedad y venenos que ingerimos, tienen su consecuencia.

Cuando yo era un niño las imágenes de los nómadas del desierto usando estas largas ropas blancas, y cubriendo por completo todo su cuerpo los hacia ver como imágenes misteriosas. Cuando tenía 12 años mi tía me llevó en un viaje al desierto de Mojave en América del Norte. Había 104 grados a mitad de junio, no había un árbol a la vista. Era la primera vez que estaba expuesto a este sol y la visión de estos nómadas me vino a la mente. Estaba con un par de pantalones cortos, e inmediatamente me quité la camisa para refrescarme. ¿Cómo podrían esos tipos en el desierto sobrevivir con toda esa ropa puesta? Vaya que aprendí la lección de la manera difícil. En cuestión de minutos estaba quemado por el sol y bastante incómodo. Pronto mi cabeza estaba envuelta con mi camiseta, y el cuerpo cubierto con cualquier cosa para que el sol no pudiera quemar mi carne. Esta es la lección número uno. Aprender de los que saben cómo protegerse del sol. El sol es una espada de doble filo. No podemos vivir sin el, pero debemos protegernos del exceso de exposición. Las lecciones en la medicina parecían ser aprendidas demasiado tarde. Hay una broma común en las convenciones de médicos que describe los diferentes especialistas. El médico de Medicina Interna sabe de todo, pero no hace mucho, excepto decirte que tomes algunas aspirinas y llames por la mañana. El cirujano, bueno, está dispuesto a hacer nada al respecto, pero no entiende mucho; en caso de duda, córtalo. Luego está el patólogo. Él sabe de todo, está dispuesto y es capaz de hacer cualquier cosa, un problema, él está siempre demasiado tarde.

Un hombre sabio dijo que una onza de prevención equivale una libra de curación. Esto debe haber sido el padre de la medicina preventiva. Tiene todo el sentido del mundo, si usted es lo suficientemente cuidadoso para comprender los peligros a su alrededor, y darse cuenta de que nadie está exento de una lesión o enfermedad, tal vez nos llevaría a tener mucho más cuidado de nuestro cuerpo, alma y mente.

Con el adelgazamiento de la piel producto del envejecimiento, vienen los rayos de sol entrando más agresivamente, radiación ultravioleta, aparte de la matriz de colágeno y elastina. El daño causa la formación de arrugas, así como la visibilidad de las estructuras vasculares, y la producción irregular del pigmento. Añadirlo a estas pequeñas estructuras dérmicas haciendo que produzcan un menor número de secreciones para mantener nuestra superficie húmeda, y ¿qué se obtiene? Una piel seca, escamosa, con manchas y arrugas.

Los cambios se hacen evidentes a los cuarenta años, pero siempre están presentes en los cincuenta años.

La humedad, la exfoliación dan la bienvenida para acelerar el índice de rotación de células muertas

Quizás la principal autoridad en el mundo sobre las lesiones cutáneas y la fisiopatología subyacente es el Dr. Bernard Ackerman. Cada dermatólogo del planeta tiene uno de sus libros en su estantería. Su profundidad de conocimiento incluye una comprensión empática que funciona tanto para los médicos como para los que no lo son, de cómo clasifican las lesiones cutáneas. En su libro 'Diagnóstico Histológico de Enfermedades Inflamatorias de la Piel', toda una sección está dedicada a términos confusos. Sólo piensa que, si los médicos son a menudo confundidos con la manera de la descripción, la terminología y la causa de muchas lesiones de la piel, cómo el ciudadano normal con un interés sincero aprender y ocuparse de la piel del envejecimiento, puede ser espaciado hacia fuera por la influencia de tantos nuevos conocimientos. Este no es un libro destinado a médicos o especialistas en piel, aunque ofrecemos un curso educativo para aquellos que entiendan los cambios microscópicos observados en las enfermedades de la piel.

Capítulo Once
Problemas de la Piel por Edad

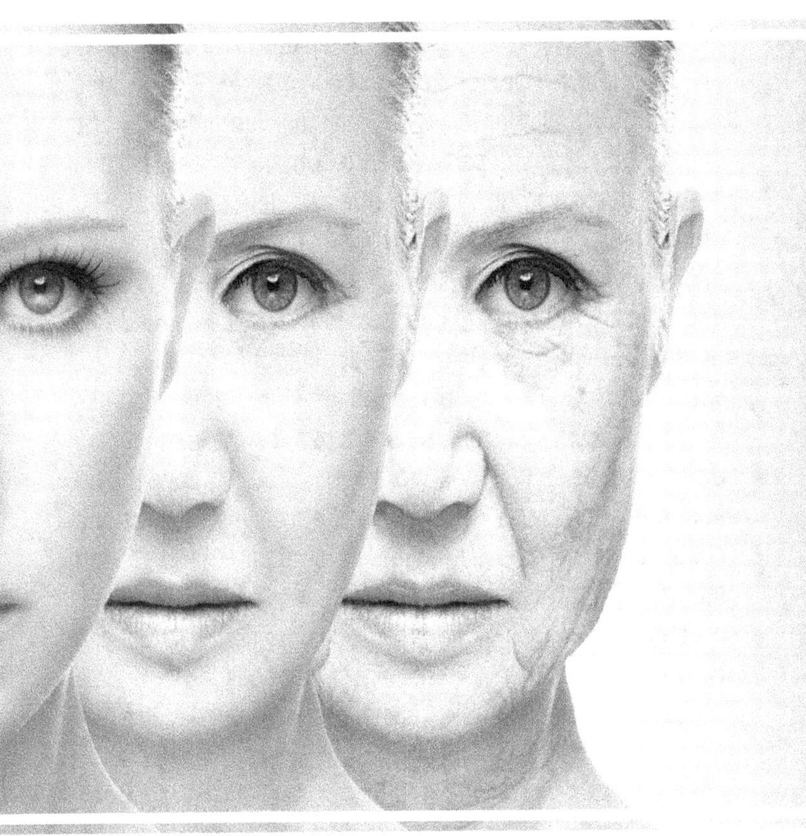

El reloj está haciendo tictac y los meses de calendario siguen avanzando. "Si pudiera volver atrás las agujas del tiempo." No importa qué tan pura su dieta, o el grado de tranquilidad alcanzado, el desgaste que viene junto con el envejecimiento se manifestará. Cada órgano comienza a cambiar, perdiendo elasticidad y los signos de disminución de la capacidad funcional se hacen evidentes. Hay que aceptar los cambios como el curso natural, pero usted no tiene que sentarse y ver el espectáculo.

Antes de discutir las maneras de minimizar los efectos del envejecimiento en la piel, usted debe tener un conocimiento básico de los términos y la descripción de cada complicación. De esta forma el método de tratamiento es una elección personal con conocimiento. Hay ciertas cosas que simplemente son su composición genética. Los genes son los suyos para siempre, sin alterar eso, pero la buena noticia es que muchas otras influencias causan un efecto en el espiral negativo de primeros signos de envejecimiento de la piel. Una de las mentiras más flagrantes es "la belleza es sólo superficial." La segunda es "la belleza está en los ojos del espectador." Por supuesto, esto se convierte en cierto si usted tiene problemas visuales graves. Características de la belleza como la distancia entre los ojos, o pómulos prominentes, son imposibles de alterar. Otras cosas como la flacidez de mandíbulas, un cuello caído, o tal vez un mentón pequeño se pueden mejorar con técnicas quirúrgicas.

Labios pequeños y muchas arrugas profundas se pueden borrar con Botox o rellenos cutáneos, pero nos concentraremos en aquellas lesiones que se pueden tratar o mejorarse mediante técnicas no invasivas. Estamos interesados en restaurar o mantener ese brillo natural. La apariencia de la salud no es diferente al reflejo de la felicidad: uno solo es el que brilla.

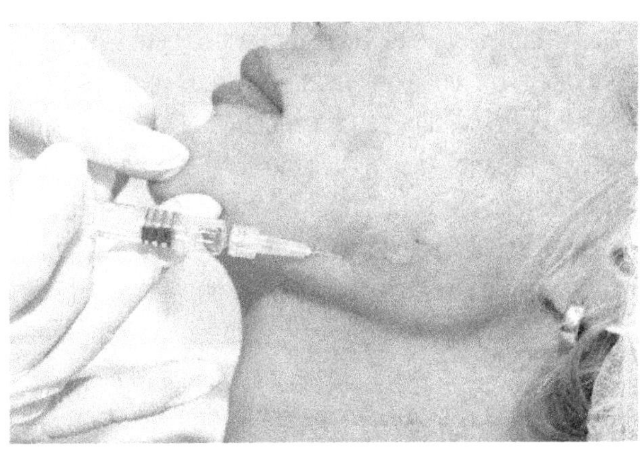

Este resplandor es una doble manifestación, es la evidencia de la dieta saludable y una actitud positiva, y es también cómo quiere usted que su piel sea percibida.

¿No es sorprendente que cuando se imagina un héroe, o una estrella de cine en particular, siempre se ven o muy bellas o muy guapos? ¿Alguna vez has imaginado un héroe feo? Por supuesto que no. El bueno es siempre apuesto, y el malo es simplemente feo. ¿Hay alguna duda de que si usted está más apuesto lo más probable es que conseguirá el trabajo antes que un solicitante brillante pero no tan bien parecido.

¿Quién tiene el novio, la bonita o la fea?

Hay dos imágenes a tener en cuenta, lo que otros ven, y como nos vemos a nosotros mismos. Ambas son importantes. Nuestro interés es centrarnos en un objetivo principal, usted; y luego considerar cómo mejorar el paisaje. Mientras tanto tenemos que utilizar el disco duro humano, para procesar todos los datos.

En la capa superficial de la piel hay pequeños nervios que actúan como receptores y transmiten la percepción del tacto. Frío, caliente, sensual o no. Estos son los nervios que se conectan con una red inteligente altamente compleja, mucho más sofisticado que el último software de computadora .

Todos nuestros órganos de los sentidos, ojos, oídos, nariz, boca y piel; están constantemente transmitiendo información a través de los nervios conectados al sistema nervioso central y periférico. El resultado es un conglomerado de datos que tiene que ser procesado. El resultado es un conglomerado de datos que tiene que ser procesado. Hemos pasado toda la vida recopilación de información sólo para que una opinión pueda ser hecha. Así que ya tenemos un concepto personal de la belleza. Esa imagen está manchada de influencias culturales y populares. En general la mayoría de la gente de una región común se pone de acuerdo sobre lo que es bello y lo que es simplemente feo.

Existen diferencias culturales, pero hay denominadores comunes compartidos por cualquier huella genética.

Una vez que el proceso de envejecimiento comienza a mostrar su verdadera cara, el resultado es el deterioro de los elementos microscópicos en la dermis, el colágeno y la elastina, con adelgazamiento gradual de la capa externa de la piel, la epidermis. El proceso es de la misma manera que las termitas destruyen lentamente una casa bonita. Al principio no hay ninguna señal de estas pequeñas criaturas que comen la madera, lo que hace que perezca sólida nuestra casa. Luego Se mudan a las vigas de techo, las paredes, roperos, y son persistentes, tajeando todo lo que tienen alrededor. Durante mucho tiempo solamente un experto puede notar su presencia. Al final el daño es visible a simple vista. Las buenas noticias son que incluso en las últimas etapas hay soluciones. La única diferencia es que la acción necesaria para restituir la apariencia original tiene que ser más drástica.

Estamos buscando En el rostro ese brillo natural, la expresión de la salud y el vigor

La belleza es siempre una calle de dos vías. salud espiritual y orgánica, estas están representadas por un tono de piel brillante y firme. ¿Qué ves en el espejo? ¿Es el alma o el hígado? ¿Puede usted ver las vitaminas que fluyen a través de la sangre y en cada célula ?. Si su piel es brillante, te hace sentir mejor. Así que la energía es bidireccional. Lo que pasa en el interior, lo ves en el exterior.

Si no puede verlo, tal vez hay un proceso de reparación que tendrá que hacer desde el principio.

Su piel es el embajador de su cuerpo. Es apropiado pensar que la mejor impresión posible debe ser nuestro único objetivo.

En los primeros capítulos hemos discutido la estructura y funciones de la piel.

Recuerde que la epidermis es muy fina, y por debajo las estructuras de soporte proteicos, cargado de glándulas; la dermis, y finalmente el aislamiento de la piel, el tejido graso subcutáneo. Con el tiempo los efectos del sol, la gravedad y los venenos que ingerimos tienen su efecto.

Cuando yo era un niño las imágenes de los nómadas del desierto usando estas largas ropas blancas, y cubriendo por completo todo su cuerpo los hacia ver como imágenes misteriosas. Cuando tenía 12 años mi tía me llevó en un viaje al desierto de Mojave en América del Norte. Había 104 grados a mitad de junio, no había un árbol a la vista. Era la primera vez que estaba expuesto a este sol y la visión de estos nómadas me vino a la mente. Estaba con un par de pantalones cortos, e inmediatamente me quité la camisa para refrescarme. ¿Cómo podrían esos tipos en el desierto sobrevivir con toda esa ropa puesta? Vaya que aprendí la lección de la manera difícil. En cuestión de minutos estaba quemado por el sol y bastante incómodo. Pronto mi cabeza estaba envuelta con mi camiseta, y el cuerpo cubierto con cualquier cosa para que el sol no pudiera quemar mi carne. Esta es la lección número uno. Aprender de los que saben cómo protegerse del sol. El sol es una espada de doble filo. No podemos vivir sin él, pero debemos protegernos del exceso de exposición. Las lecciones en medicina parecían ser aprendidas demasiado tarde. Hay una broma común en las convenciones de médicos que describe los diferentes especialistas. El médico de Medicina Interna sabe de todo, pero no hace mucho, excepto decirte que tomes algunas aspirinas y llames por la mañana. El cirujano, está dispuesto a hacer todo, pero no entiende mucho de nada; en caso de duda, hay que cortar. Luego está el patólogo. Él sabe de todo, está dispuesto y es capaz de hacer cualquier cosa, un problema, él está siempre demasiado tarde.

Un hombre sabio dijo que una onza de prevención vale una libra de curación. Esto debe haber sido el padre de la medicina preventiva. Si usted es lo suficientemente cuidadoso para comprender los peligros a su alrededor, y darse cuenta de que nadie está exento de una lesión o enfermedad, tal vez nos llevaría a tener mucho más cuidado de nuestro cuerpo, alma y mente.

Con el adelgazamiento de la piel producto del envejecimiento vienen los rayos de sol entrando más agresivamente, radiación ultravioleta, aparte del daño de la matriz del colágeno y elastina. El daño causa la formación de arrugas, así como la visibilidad de las estructuras vasculares, la producción y la absorción irregular del pigmento. Añadirlo a estas pequeñas estructuras dérmicas haciendo que produzcan un menor número de secreciones para mantener nuestra superficie húmeda, y ¿qué se obtiene? piel seca, escamosa con manchas, manchas rojas y arrugas en el medio.

Los cambios se hacen evidentes en los años cuarenta, pero siempre están presentes en los años cincuenta.

La humedad, la exfoliación dan la bienvenida para acelerar el índice de rotación de células muertas.

Quizás la autoridad más importante del mundo entero sobre lesiones de piel y la fisiopatología subyacente es Dr. Bernard Ackerman. Cada dermatólogo en el planeta tiene al menos uno de sus libros sobre su estante. En su libro 'Diagnóstico Histológico de Enfermedades Inflamatorias de la Piel', toda una sección está dedicada a términos confusos. Este no es un libro destinado a médicos o especialistas en piel, aunque ofrecemos un curso educativo para que todos entiendan los cambios microscópicos observados en las enfermedades de la piel. Las manifestaciones inevitables de un reloj que hace tic tac sin parar

Capítulo Doce
Poción del amor #9

No, ésta no es la manera en que procedemos y avanzamos. No hay un método a toda prueba para lograr una piel radiante, pero hay una amplia gama de ingredientes que tienen un buen historial de resultados para obtener un epitelio sano.

Un consumidor inteligente se tomará el tiempo para mirar los ingredientes de los productos para la piel que afirman beneficios públicamente. Muchas de las cremas de venta libre comparten componentes comunes como algunos medicamentos de venta con receta, solamente difieren en la concentración y formulación.

Hay sustancias que se han utilizado durante cientos de años como remedios naturales, que se transmiten de generación en generación. Así como hay progreso en los métodos científicos y los equipos, también lo hace el arte y la ciencia de documentar los efectos biofísicos, y las correlaciones directas de los recursos naturales y formulaciones de crema posteriores.

El objetivo es crear una crema para la piel con la unión de los ingredientes y el porcentaje correcto y para tener tanto una composición cosmética como un efecto curativo para tratar el proceso de envejecimiento. En este capítulo discutiremos varios ingredientes que han demostrado un beneficio sustancial de forma independiente.

El orden de los componentes no es importante, y no pesa

más un ingrediente que otro. El objetivo de este capítulo es dar al consumidor el conocimiento para elegir la crema que mejor se adapte a su tipo de piel, mediante la comprensión de los principios activos.

Recientemente la investigación en la utilización de células madre en cremas para la piel ha añadido un nuevo giro a una antigua preocupación. Hoy estamos ante una influencia bioquímica y genética para catalizar la regeneración de nuevas células, del mismo modo que la relevancia de cada nuevo ensayo clínico se toma en consideración en la formulación de una crema, la consecuencia es la sabiduría acumulada de todas las culturas. La Mujer de hace mil años también estaban preocupadas por su piel, remedios naturales interesantes para la piel seca, quemaduras de sol, las arrugas, etc., se pueden encontrar en los textos de todos los continentes.

En este capítulo nos fijamos en los ingredientes clave que usted debe buscar en la crema que elija.

Muchos productos contendrán un número variable de los ingredientes discutidos, pero cada uno pueden variar en la mezcla, el contenido y formulación. Vamos a empezar nuestro recorrido en el mundo secreto de los recursos para el cuidado de la piel.

Acmella Oleracea

En lo profundo de las selvas tropicales de Brasil, hay una minúscula flor amarilla con un sombrero como una tapa roja.

Durante miles de años los indios locales buscaban esta flor espectacular cuando sufrían de dolores de dientes.

Masticar esta misteriosa hierba da como resultado un alivio inmediato de este dolor agonizante

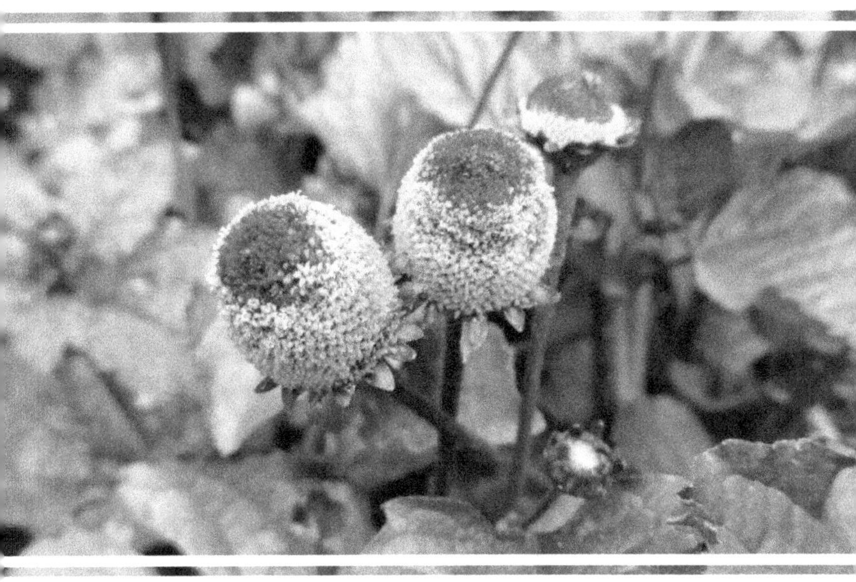

Muchos han tratado de identificar el compuesto bioquímico real con el efecto medicinal, pero aún no se han obtenido resultados claros, aunque sabemos que es una alquilamida similar al espilantol. Hay una relajación instantánea de los músculos alrededor de la boca cuando se mastican. Este es un efecto visible; en realidad se puede ver un alivio de la tensión. Siguiendo esta misma línea de razonamiento, si se prepara una crema con Acmella oleracea, los músculos faciales que están contraídos, lo que acentúa las arrugas, se aflojan, lo que disminuye las líneas de expresión alrededor de la boca. Esto es simplemente un efecto anatómico porque hay más músculos alrededor de la boca que cualquier otra región del cuerpo.

En algunos círculos esta única flor roja y amarilla puede ser referido como "el Botox de la jungla', sin la aguja.

Por cierto, si le toca estar en una selva mientras está utilizando este ingrediente, es un excelente repelente de mosquitos.

Retinol o Vitamina A

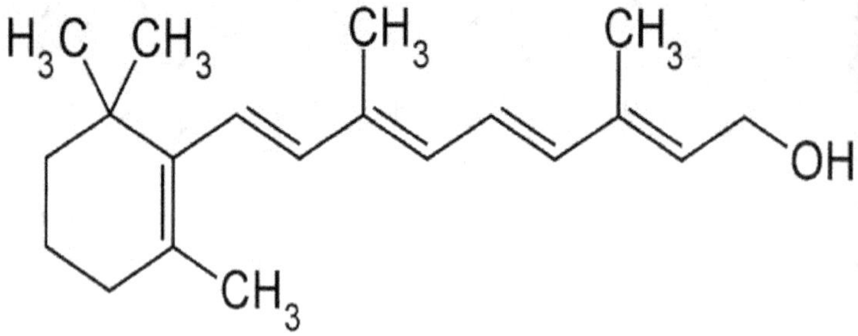

Una de las vitaminas más estudiados de productos para la piel es la vitamina A.

El retinol se deriva de animales, huevos y las formas más puras vienen de zanahorias y espinacas. La estructura bioquímica y las vías de síntesis son bastante complejas y es un componente esencial de cualquier clase de bioquímica y farmacología. Déjame intentar mi mejor esfuerzo para explicar en términos coloquiales por qué el retinol es un componente importante para la crema de su elección.

Como el retinol se convierte en diferentes productos por reacciones naturales, cada nueva variante tiene un beneficio propio. La piel, los huesos, las células madre y los ojos, todos necesitan vitamina A para mantener la salud. La vitamina A fue sintetizado por primera vez por dos químicos holandeses justo después de la Segunda Guerra Mundial,

David Van Dorp y Josef Arens estaban respondiendo a las preocupaciones de la comunidad científica quienes durante más de 100 años buscaron como producir esta vitamina para hacer frente a las manifestaciones de su deficiencia. Algunos de los problemas eran la piel seca y descamación, dificultad visual y la estructura ósea débil. Todos hemos oído hablar de la función de la vitamina A en las funciones visuales, pero las funciones no visuales son igual de importantes. Hoy sabemos que el retinol juega un papel en la función inmunológica, que nos protege de las infecciones. La razón por la que debe estar en su crema de elección es que los científicos han demostrado que la vitamina A estimula las células en el nivel de células madre. ¿Recuerda nuestra primera descripción de este concepto? Si aumenta la velocidad a la que se producen nuevas células de la piel, las células más viejas se desprenden a un ritmo más rápido.

La síntesis de colágeno también se estimula, dando a la piel un aspecto fresco. El resultado es a la vez un efecto cosmético y medicinal cuando se utiliza por vía tópica. En este último se utiliza para el tratamiento del acné y la queratosis, una protuberancia fea en la piel visible después de los 40.

Por lo tanto, asegúrese de ver retinol o vitamina A en la lista de los principios activos En su crema para la piel

Mantequilla de Karite

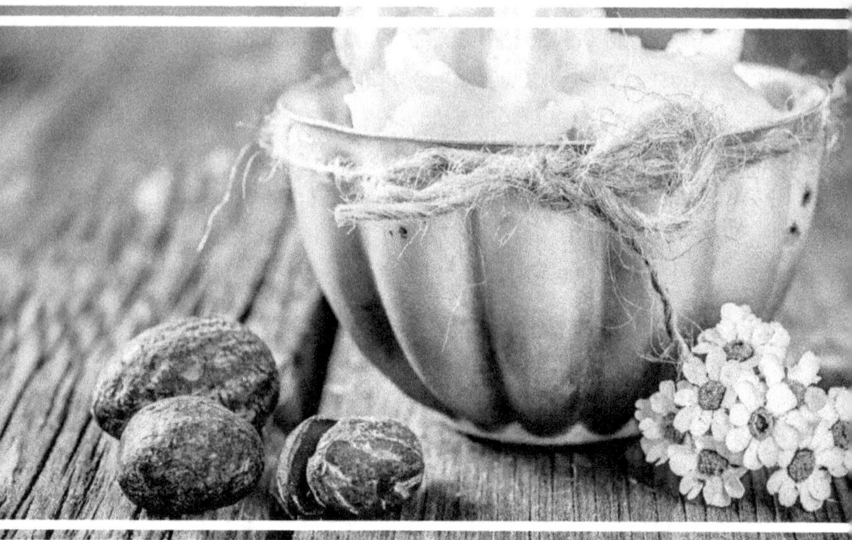

Durante siglos los africanos han conocido los beneficios de este aceite natural para una piel bella y para el cabello. Un secreto que se ha transmitido de generación en generación. La mantequilla se hace moliendo una nuez única que nace después de muchos años de las ramas de árboles y sus flores. Muchos de estos árboles Shea-Karité pueden tardar más de 15 años para cosechar los frutos secos grasos para poder realizar esta mantequilla.

Como una fermentación del vino de la vendimia en el barril, los aceites en el interior del centro de los frutos secos evolucionan lentamente en un ácido graso de gran alcance.

La preparación natural de la mantequilla al hervir los frutos secos tiene muchas ventajas probadas; una de ellas como crema hidratante natural para el alivio de las quemaduras solares.

El aceite restaura el aspecto brillante de una piel saludable, así como la elasticidad, mediante el transporte de altos niveles de vitaminas A y E.

La vitamina E o tocoferol se encuentra en cada crema para la piel en el mercado. Los informes de verificación de los efectos positivos de la vitamina E son bien conocidos por todos. El secreto para un uso óptimo en los países occidentales está en el método de preparación y entrega.

Ubiquinona o Coenzyma Q10

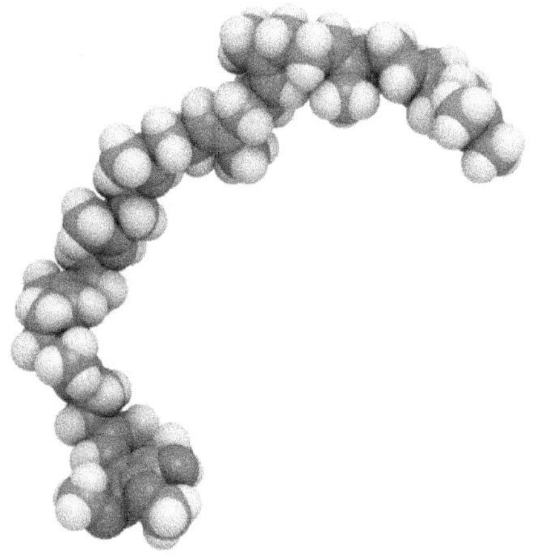

Un proyecto de investigación de vanguardia se llevó a cabo en 1999, publicado por John T.A.Ely, Ph.D. y Cheryl A.Krone, Ph.D. en la revista de Medicina Ortomolecular. Ellos demostraron que altos niveles de CoQ10 desacelera el proceso de envejecimiento. La recomendación para utilizar la ubiquinona para invertir la degradación relacionada con la edad era clara. En los 1970s este producto se estableció como uso importante para combatir Insuficiencia cardíaca congestiva. La CoQ10 funciona mediante la generación de energía en forma de ATP en la DE mitocondrial y también reduce el estrés celular a nivel oxidativo.

Casi todas las formulaciones para cremas anti-envejecimiento de la cosmética contiene esta coenzima en particular, y se reconoce ampliamente por el consumidor europeo.

En mi investigación de 7 productos diferentes que demuestran la mejoría en las manifestaciones cutáneas relacionadas con la edad, como las arrugas, manchas de la edad, la ampliación de poros; la CoQ10 era un ingrediente persistente en cada producto. Esta vitamina soluble en grasa como sustancia se encuentra en casi todas las células, especialmente en las células epiteliales de la piel, por ello el origen de su nombre 'UBIS', que significa en todas partes en latín. El aceitoso antioxidante se encuentra en toda la extensión de la superficie de la piel con la ayuda de las pequeñas glándulas sebáceas. Estas máquinas de bombeo dérmicos minúsculos tienen conductos que ponen aceite en las capas superficiales de la epidermis.

La ubiquinona junto con la vitamina E o tocoferol se han convertido en los reyes del equipo anti-oxidación. La apariencia brillante de la piel sana es debido a la presencia de estas grasas en la superficie de la piel.

Cuando empecé a trabajar en este libro, mi tesis original de trabajo fue el concepto de 'blindaje exterior'. Si piensas al respecto, la piel es igual a la armadura de los caballeros que utilizan para llevar a batalla. La parte más vulnerable de nuestro cuerpo a productos químicos, la capa de ozono o el aire contaminado de la ciudad es la superficie de la piel, justo el lugar donde se encuentran los lípidos de la superficie de la piel. Del mismo modo como el sol golpea sobre la superficie de nuestra piel, a la espera de las injurias esta la coenzima Q 10 o ubiquinona. aqui esta lista, para lubricar y proteger, con un pequeño problema; el suministro está restringido con la edad. Las personas mayores prácticamente no tienen COEQ10 en las células de la piel. Así que tenemos que reemplazarla. Hay que reponer la producción natural bombeada a la superficie por los conductos de las glándulas sebáceas. También es necesaria después de una buena quemadura. Los rayos ultravioleta del sol absorben estos antioxidantes solubles en grasa de la piel.

Imaginemos una cascara de naranja colocada sobre una acera. En pocos minutos el reflejo de color naranja brillante se convierte en un marrón apagado. Las grietas se hacen más profundas y se forman groseramente señales observables. Al igual que esta piel se expone al sol y de forma rápida se seca y se arruga, de igual forma ocurre con nuestra piel. Los japoneses aprendieron los secretos de ubiquinona hace muchos años, y ahora se considera una componente esencial en cualquier crema para la piel contra el envejecimiento.

Dado que es un hecho que la ubiquinona es similar a la vitamina C como un nutriente esencial, debemos considerar como complementar los niveles bajos de ellos, un proceso natural de envejecimiento. Peter Langsjoen, MD es el autor de las obras más importantes que describe la seguridad de la reposición de la ubiquinona. A medida que envejecemos producimos menos, y el daño irreversible puede ocurrir en un nivel microscópico que puede acelerar el proceso de envejecimiento ya imparable. Ya que tenemos prueba contundente de la importancia de la ubiquinona en la prevención de la degeneración relacionada con la edad, que se debe incluir este como un componente esencial en nuestras recomendaciones .

Aceite de Soya

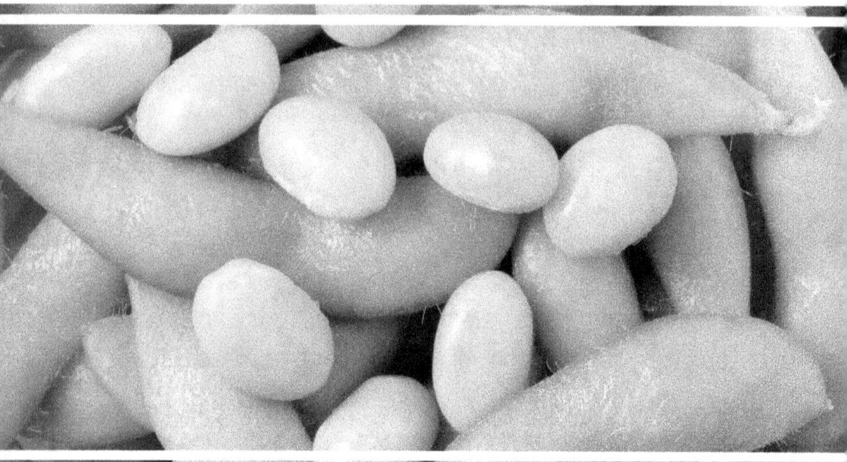

En la búsqueda de la crema perfecta tienes que añadir un lubricante. Un aceite, pero no cualquier aceite debes agregar. ¿Por qué no escoger el mejor aceite de la naturaleza?. Es de conocimiento común en la comunidad de los vegetarianos y las multitudes holísticas que los productos de soya son las proteínas de elección. Mediante la eliminación de proteínas de origen animal se disminuye inmediatamente la cantidad de radicales libres en nuestro sistema. Al complementar con soja se añade un antioxidante para nuestro régimen de salud. Muy a menudo nos hemos referido a los efectos negativos de la exposición al sol y el tabaquismo en la piel. Bueno, la razón subyacente es la formación de radicales libres que inhiben la síntesis del DNA y la respuesta celular. Debido a esto se inhiben la función normal de nuestro sistema inmune para combatir la infección y la inflamación. De acuerdo con la literatura reciente, el uso de antioxidantes va de la mano con la lucha contra el proceso de envejecimiento. Ahora nos estamos al otro uso, como el aceite de la naturaleza. Durante miles de años la mujer en China e India han utilizado los aceites en la piel como un limpiador, lubricante y una solución efectiva de belleza.

La soja no es sólo un poderoso antioxidante, también un componente vital de cualquier crema para la piel. Se necesita una sustancia que aumente la viscosidad de la formulación, y actuar como agente de retención de agua. El aceite de soja o glicina de soja es un emoliente. Dicho de forma más simple, cuando se aplica este aceite su función será retener el agua en el centro de la epidermis mediante el sellado de los poros con una capa de grasa viscosa.

Al igual que no se puede hacer un pastel sin mantequilla o aceite, no habría loción completa sin un poco de este ácido graso nutritivo natural llamado glicina de soja o aceite de soja. Por sí mismo hará que su piel quede suave y tersa, y combinado con los otros favoritos de este capítulo, es un ganador seguro

La familia Palmitol

A veces hay que ser creativo, literalmente. Es fácil pensar en términos de sólo reponer de lo que falta, como la adición de un poco de aceite para el motor cuando le hace falta un cuarto de tanque.

Sin embargo, la posibilidad de estimular la producción de las cosas perdidas en el tiempo es también una buena idea. Hay formas de jugar trucos en la naturaleza para obtener este camino.

¿Alguna vez has parado a pensar cómo funcionan las píldoras anticonceptivas? Cuando una mujer toma "la píldora" ella está enviando una señal artificial al cerebro, diciéndole a la computadora principal que está embarazada.

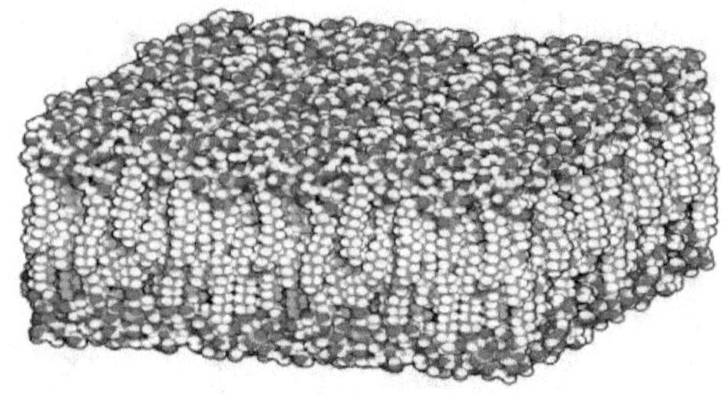

En realidad, su deseo es evitar el embarazo y es posible lograr esto mediante la ingestión de una píldora que hace que el hipotálamo (o al centro de control central) mande una señal para disminuir la secreción de hormonas que estimulan la formación y liberación de los folículos capaces de ser ifecundados.

El cuerpo tiene muchos de estos mecanismos de activación y la piel tiene varios mecanismos ocultos diseñados con una precisión milimétrica para asegurarse de que los suministros adecuados de nutrientes y la protección estén siempre disponibles.

En la naturaleza, los problemas se producen cuando estos mecanismos dejan de funcionar con la misma eficacia como se pretende o como venían funcionando.

En varias referencias anteriores que hemos descrito cómo se forman las arrugas, y hemos establecidos los elementos básicos que componen la estructura de soporte de la piel, permítanme refrescar la memoria.

Los fibroblastos son células pequeñas localizadas en la dermis, que producen el colágeno y la elastina que forman el sistema de apoyo micro esquelético de la piel.

¿Recuerda Los postes de la tienda,? Hay péptidos en la circulación, específicamente el oligopéptido palmitoil que en realidad son fragmentos de degradación de colágeno.

Una de las variantes más conocidas de esta familia se

llama Dermaxyl.

Hay pruebas de que este compuesto es realmente capaz de reclutar células para vigilar las áreas dañadas de la piel. Como volver el tiempo atrás mediante la reparación de tejidos,

Dermaxyl aumenta la expresión genética de ciertas proteínas (GCP, o la proteína quimiotáctica granulocítica). Una vez que el nivel de PAL empieza a subir, el cuerpo es consciente de que necesitamos más colágeno.

Hay productos disponibles, como Strivectin, que combinan péptidos con niacina para un aumento significativo en la producción de colágeno.

En otras palabras, estos productos estimulan directamente la regeneración celular en curso, o el rejuvenecimiento.

Todo el beneficio del uso de péptidos en combinación con vitaminas, antioxidantes y aceites; es mantener y apoyar una barrera de la piel sana.

El efecto a largo plazo es proporcionar apoyo adicional y resistencia a la tracción. Esto a su vez hará que las arrugas desaparezcan virtualmente aumentando el espesor de la piel.

Así que esto inicia una secuencia de eventos que causan un aumento en la producción de colágeno nuevo. De la unión de toda la cadena de eventos, esto es lo que sucede

Degradación del Colágeno

1. *El palmitoil oligopéptido se libera en la dermis*
2. *Una señal sale diciendo: "oye cuerpo necesitamos más colágeno"*

3. Los fibroblastos son empujados a toda marcha y producen colágeno fresco

4. La formación de arrugas se reduce e incluso se ve revertido. En pocas palabras, busque este ingrediente a la hora de elegir su crema

Los beneficios del oligopéptido palmitoil han sido bien documentados no sólo como beneficioso en el tratamiento de las arrugas, sino también de pigmento no deseado

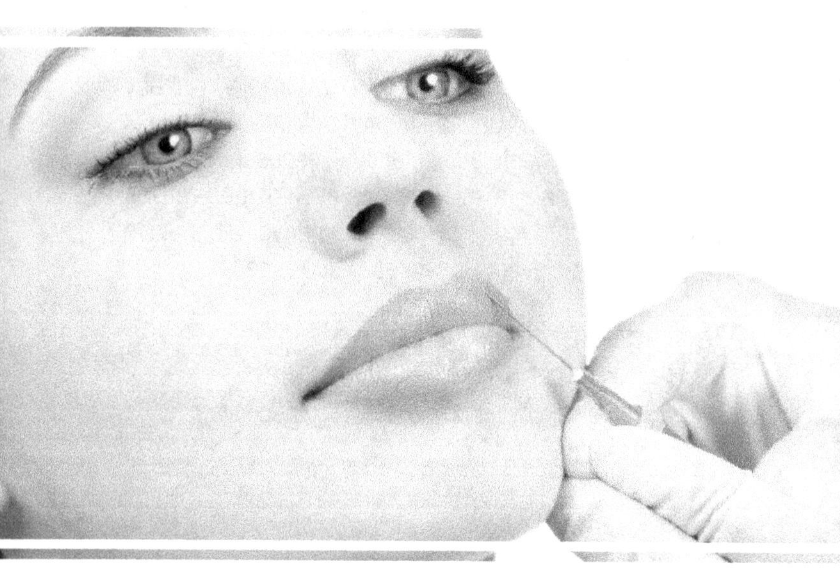

Dipeptido-2

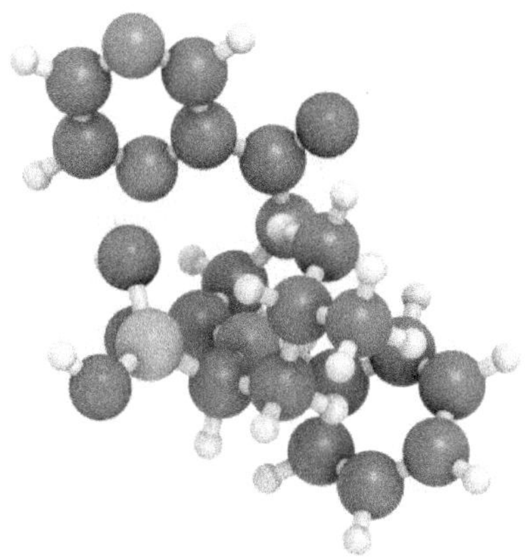

Hasta ahora se puede ver cómo cada ingrediente mencionado agrega un modo de acción particular en la búsqueda de una piel más sana.

Dos aminoácidos estándar componen el dipéptido-2. En todos los estantes de las cremas, lociones y bronceadores puede encontrar este ingrediente. Se encuentra comúnmente en cremas para los ojos debido a las muchas demandas de un rápido combate contra el "síndrome del mapache", esos hinchados anillos oscuros alrededor de los ojos. Los péptidos son fragmentos de proteínas que, debido a su forma, tamaño y textura pueden penetrar en la piel.

Una vez pasado las barreras protectoras, los péptidos pueden alcanzar el primer objetivo, los fibroblastos. Recuerde nuestra discusión básica de los elementos celulares de la piel. Bueno, es el fibroblasto, quien tiene la tarea de hacer el colágeno que necesita la piel. El colágeno a su vez proporciona la fortaleza que la piel necesita, se extienden hacia fuera y evita la formación temprana de arrugas.

Todas las cremas para la piel con un historial probado contendrán péptidos, dipéptidos y oligo-péptidos en combinación con una gran variedad de vitaminas, hidratantes, y otros elastizadores.

La estructura del dipéptido creará un efecto hidratante natural.

El término Factor Natural de Hidratación se utiliza a menudo en la jerga de la comunidad popular pseudocientífica.

Los artículos escritos para describir por qué las cremas anti-envejecimiento funcionan, a menudo pierden lo más importante y están llenos de afirmaciones sin fundamento.

Hemos descrito algunos remedios naturales para los ojos hinchados, como bolsitas de té frío, pero no hemos podido hablar de cómo funciona este método. Bien, el sentido común nos dice que cuando hay menos de la circulación linfática óptima, tiende a haber un edema regional.

Esta es otra forma de decir la hinchazón. Por lo tanto, si se mejora la circulación linfática, a continuación, la hinchazón disminuirá. En mi investigación he podido encontrar un solo estudio clínico para probar esto en el uso de cremas para la piel.

Lo que es seguro es que la estructura de dipéptido-2 es muy similar a la parte grasa de la epidermis, por lo que su presencia ayudará a mantener la porción de retención de agua o contenido de lípidos mejorada. El resultado es que la humedad se mantiene en la epidermis. Esta es una manera de preservar la armadura, la protección externa, protegiéndonos así de irritantes externos que causan dermatitis.

Sin duda hay prueba suficiente que justifique agregar un poco de dipéptido en su crema

Vitamina C

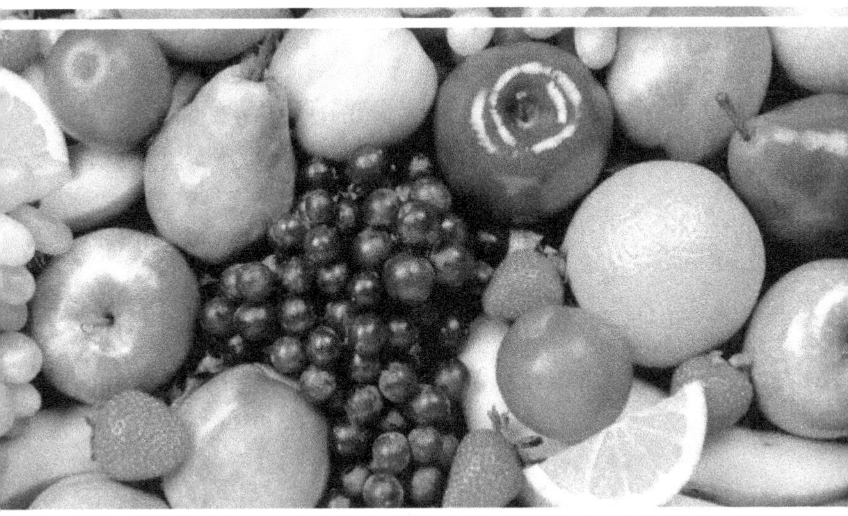

No se puede tener una crema sin vitamina C; de hecho no se podría ni siquiera pensar en la compra de una crema para la piel sana si no contiene vitamina C. Si hay un ingrediente que se ve por unanimidad como el más eficaz, es la vitamina C y sus derivados. Por derivados, entendemos compuestos construidos a partir de los ingredientes base.

Del mismo modo que no hay ninguna duda en cuanto a la eficacia de la vitamina C, es claro lo rápido que la vitamina se vuelve inestable e ineficaz. Es por eso que los derivados más recientes, como el palmitato de ascorbilo, son tan importantes. La estabilidad de un ingrediente asegura de que realmente este a la altura de su potencial. Posiblemente un experimento preclínico de laboratorio probará que en un tubo de ensayo, hay un impulso inmediato de colágeno en su producción por los fibroblastos, al ser inyectado con ácido ascórbico (vitamina C).

El problema es que cuando se trabaja en un escenario de la vida real, la exposición de la vitamina C provocará una rápida oxidación y la subsiguiente formación de radicales libres peligrosos. El uso más exitoso de la vitamina C viene sólo después de calcular una solución para que sea más estable. La mala noticia es que este proceso es muy caro, así aumentando el costo de las cremas que incluyen lentamente oxidantes variantes de vitamina C.

La ciencia ha encontrado una manera de formular derivados de vitamina C para ser menos irritante y más intrusivo en la piel. Una vez que se obtiene el derivado estable de vitamina C, como el palmitato de ascorbilo, es absorbido por la piel los efectos inmediatos se documentan fácilmente. El más importante es el aumento en la síntesis de colágeno.

Asegúrese de comprar la crema correcta y mantenerla en las condiciones ideales ¿Alguna vez ha tomado jugo de naranja viejo? Es amargo, y no es bueno para usted. Así las cremas deben mantenerse en la temperatura adecuada y utilizados antes del vencimiento, o pueden hacer más daño que bien. Un claro indicativo es una tintura de color amarillo y que produzca una irritación tópica.

Mantenga sus ojos abiertos para las últimas formulaciones que incluyan el ácido ascórbico en combinación con otro ingrediente como el palmitato o fosfato

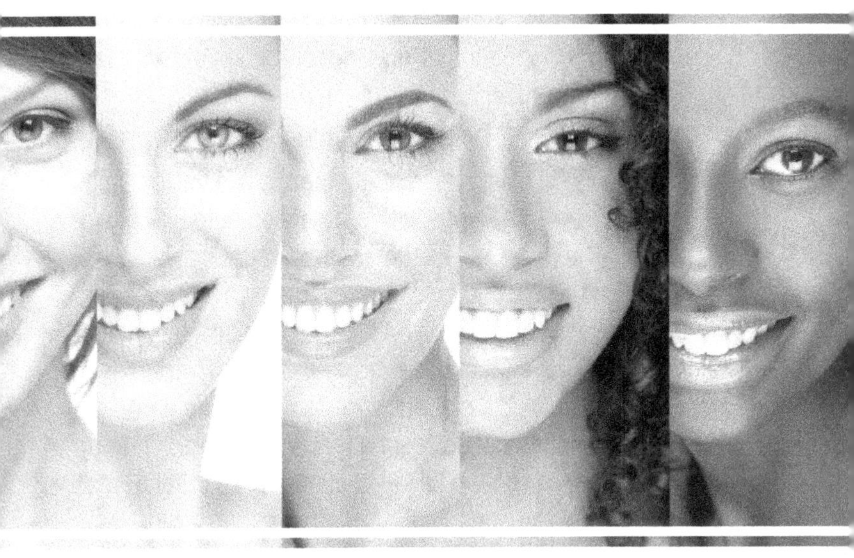

La llave maestra para solucionar sus asuntos de piel

Tipo de piel: Simplemente, el tipo de piel es la descripción e interpretación de cómo y por qué su piel se ve, se siente y se comporta de una manera en particular. La enorme ventaja de saber su tipo de piel es tener la llave maestra para arreglar los diferentes problemas en su cuidado de la piel. El desconocimiento de su tipo de piel es como tratar de apuntar a una diana en la oscuridad.

En capítulos anteriores discutimos las partes de la piel y cómo realizamos la búsqueda sobre cómo se desarrollan las diferentes capas de la piel a medida que envejecemos.

En este capítulo vamos a identificar su tipo de piel para

que podamos determinar una solución personalizada para su problema específico de envejecimiento de la piel. Diferentes tipos de piel requieren diferentes formulaciones de productos y diferentes tratamientos. No importa la raza, la edad o el sexo, todos compartimos la función y estructura de la piel. Sin embargo, dependiendo de nuestro tipo de piel las "soluciones" a nuestro envejecimiento de piel varía. Este capítulo es en realidad un diálogo entre usted y yo. Me gustaría que camináramos juntos, conocer qué tipo de piel tiene para que pueda tomar un enfoque personalizado para su piel.

Es fascinante cómo los mismos ingredientes producen tantas variantes. Al igual que la mezcla de las mismas especias y hierbas en diferentes porcentajes hacen completamente diferentes sabores, de manera similar la piel difiere en cada individuo en su función dérmica y epidérmica, histología y la fisiología. Histología significa estructura microscópica, tal como grasa, glándulas, etc. Por ejemplo, dependiendo de si las glándulas de la piel producen más o menos secreciones puede llegar a tener diferentes niveles de la piel grasa o seca. Quizás algunas pieles tiene más queratina en la superficie, con más humedad, más elasticidad, poros más pequeños; el resultado es una barrera más fuerte.

Fisiología se refiere a los detalles de cómo funcionan los órganos, y recuerda que la piel es el mayor órgano del sistema en el cuerpo. Las funciones tales como la producción de sudor, combate de la infección, el proceso de curación y la regulación de la temperatura de la piel son todos considerados actividades fisiológicas.

La situación ideal para cualquier organismo vivo es estar en armonía con toda otra estructura viva. La piel es un órgano y en relación con muchos otros en el cuerpo, como los sistemas circulatorio o linfático. A su vez la piel (médicamente conocido como el sistema tegumentario) está en relación directa con los elementos externos, como el sol y el viento. El resultado final, el equilibrio de estas relaciones tendrá un efecto acumulativo en la apariencia y la viabilidad de la piel.

Tratemos de examinar minuciosamente esta última declaración. En primer lugar, es importante comprender que todos los órganos y sistemas del cuerpo, de una manera u otra, tienen una relación directa con la piel. Por ejemplo; el sistema circulatorio lo conforman el corazón y los vasos sanguíneos. La terminación de todos las venas son los capilares, el afluente pequeño de esta red. El capilar se encuentra en la dermis. Un problema con el sistema circulatorio se reflejará en la apariencia de la piel. Demasiada sangre con los vasos abiertos causará un enrojecimiento o apariencia roja. Una fuerte disminución en el flujo sanguíneo causará un aspecto pálido o blanda de la piel. Lo mismo ocurre con el sistema nervioso. La estimulación nerviosa continua puede alterar la apariencia de la piel. Los cambios drásticos, como la pérdida del cabello, picazón, los brotes de la piel y el acné pueden ser directamente proporcional a la expresión nerviosa excesiva.

Es importante en este punto señalar que otro papel de la piel es funcionar como una estructura semipermeable interactiva, tanto para secretar subproductos del metabolismo interno (como el sudor y aceite), así como protegernos de los elementos externos como el sol y el viento. Cómo su piel lleva a cabo estas funciones determina la apariencia y el tipo de piel. Por ejemplo, si hay una producción insuficiente de aceite natural de la piel, en combinación con la exposición excesiva al viento o el sol; el resultado es una piel seca y escamosa. El efecto a largo plazo de este mismo escenario durante un período prolongado conduce a los signos más pronunciados del envejecimiento.

Cuando hay un desequilibrio entre los nutrientes (por ejemplo la vitamina C, la vitamina E y lubricantes (aceites naturales) producidos por la dermis, el resultado se manifiesta en un aspecto de la piel alterada. La piel alterada significa manifestaciones poco saludables como piel seca y escamosa; o tal vez el acné o rosácea. Por otro lado, con una estructura microscópica perfecta, característica tales como poros de dimensiones perfectas, o aceite natural en concentraciones adecuadas se manifestará como una piel radiante, saludable. En un mundo perfecto, su composición genética y los hábitos saludables están para extender la naturaleza brillante y resplandeciente de nuestra apariencia exterior durante muchos años. La piel perfecta es brillante, tiene pigmento incluso en cualquier sombra y tiene un aspecto saludable. Esto significa que la producción de aceites es la correcta, nunca demasiado brillante y tampoco demasiado seco. Cuando usted está expuesto al sol durante un período corto la piel se broncea de manera uniforme y no se quema fácilmente. También la piel perfecta es flexible y con muy pocas arrugas aparentes para cualquier edad en particular. Piense en Sofía Loren o Halle Berry, las dos tienen la piel pigmentada, intensamente brillante, uniforme sin arrugas. Al igual que un buen equipo se compone de miembros con habilidades diferentes que comparten un objetivo común, la piel tiene una fuerte superficie exterior húmeda combinado con una cantidad formidable de estructuras de soporte por debajo.

El aspecto brillante de la superficie externa de la piel es el resultado directo de cómo las estructuras de la piel trabajan juntas para dar sustento y apoyo. Un epitelio sano se debe a que los órganos microscópicos como las glándulas sudoríparas en la dermis producen los aceites y lubricantes apropiados. Al mismo tiempo el sistema de soporte micro esquelético compuesta de elementos proteicos de fibrina en la dermis dan una apariencia estructural definitiva. Una de las claves para determinar los tipos de piel es la fuerza de tensión, y esto está determinado por la estructura de la dermis. Hemos explicado antes cómo los elementos fibrosos son como palos de una tienda de campaña. Si ellos no son fuertes y bien colocados, la superficie externa se arrastrará y formará un pliegue o arruga. La fuerza de tensión de la piel es uno de los elementos que vamos a clasificar para determinar su tipo de piel.

El Quiz de Tipo de Piel

Paso 1

¿Se puede identificar con un linaje específico, herencia u origen ancestral?

1.1 Es Usted decendiente: (5 puntos)

   -¿Mediterráneo?
   -¿Medio Este?
   - Caribe?
   - Polinesia?
   - América Central o del Sur?

1.2 Es su familia nativos americanos, Oriental o Indonesia? (4 puntos)

1.3 ¿Se considera de raza caucásica, blanca o de ascendencia europea? (2 puntos)

1.4 ¿Es usted de origen africano? (3 puntos)

1.5 ¿Tiene el pelo rubio? (3 puntos)

1.6 ¿Tiene ojos color avellana, azules o verdes? (3 puntos)

1.7 ¿Diría usted es de origen mixto con una tez oscura? (4 puntos)

Una piel bella es el deseo de todos y que puede obtenerse con diversos grados de esfuerzo en función de sus características genéticas y fisiológicas.

La raza o el origen étnico es importante, porque como la teoría darwiniana explicaría, el cuerpo se ha adaptado a la geografía y ha sido moldeado por mezcla de especies. Pero lo más importante es su comportamiento, hábitos y la interacción con los elementos. Todos nacemos con un conjunto dado de variables, (como el color, la estructura ósea, concentración de la melanina) que no necesariamente determinan el aspecto de la piel definitiva.

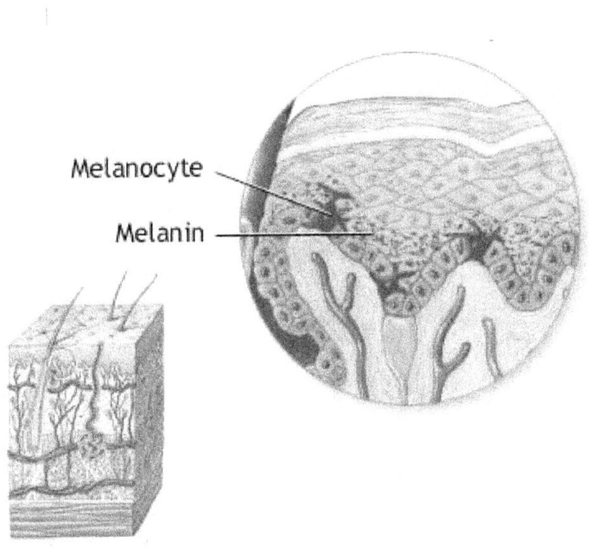

El color de su piel tiene muy poco que ver con el tipo de piel que tiene, pero es importante entender cómo se produce el pigmento y lo que determina el color de la piel. Cada color de la piel refleja la luz y absorbe los aceites de forma diferente; Por lo tanto, debemos entender la diferencia.

El color de la piel se determina por la cantidad de melanina, o pigmento que se encuentra en la capa más profunda del epitelio. Una célula llamado el melanocito produce y alberga una secreción oscura que se recoge dentro de la célula. Este es el pigmento es el que determina el color de su piel. Por ejemplo, si la melanina es producida en grandes cantidades de una forma ordenada por un mayor número de melanocitos, tienen más probabilidades de ser ascendencia africana. Pero, si hay una producción irregular y desordenada, entonces este es un melanoma - una lesión maligna muy agresiva y se encuentra tanto en las personas de piel clara y oscura. Tal como se ve la misma sustancia producida por la misma célula puede ser una definición de la raza o una manifestación anormal, una enfermedad.

En la foto de abajo podemos observar las complejas ecuaciones bioquímicas implicadas en la síntesis de melanina. Esto no es importante que usted lo entienda, sólo para ilustrar cómo la profunda comprensión de un proceso biológico, como la producción de pigmento puede conducir hacia un enfoque lógico en el tratamiento de enfermedades pigmentarias, acné, arrugas o erupción cutánea.

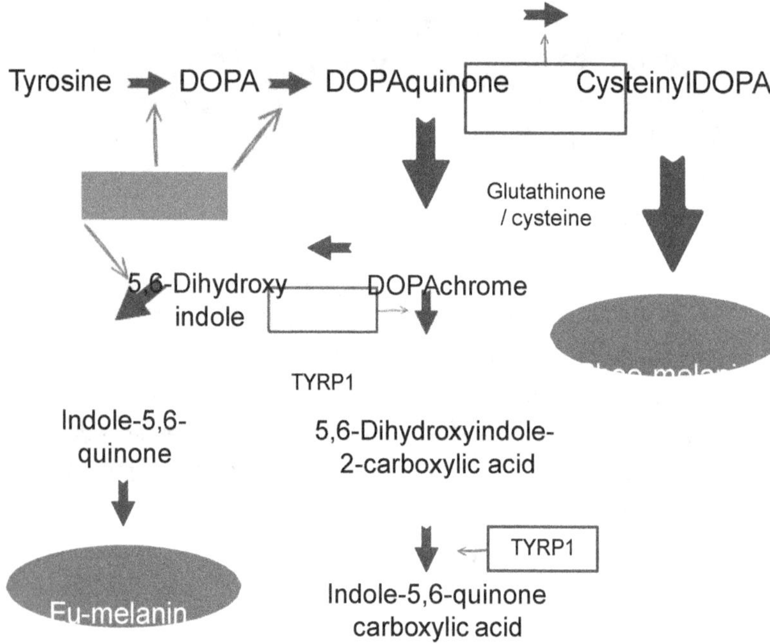

La razón para mirar hacia atrás, es para captar el concepto de influencia genética. Lo que somos, y el tipo de piel que tenemos, está muy influenciada por nuestra estructura genética.

Paso2

Es su piel sensible o resistente?

2.1 ¿Alguna vez ha tenido una reacción alérgica en la piel, causando picazón, bultos o ampollas? Sí o No. Si es no se da a sí mismo 5 puntos

2.2 Ha tenido acné? En caso negativo, dese 5 puntos. Si sólo durante la adolescencia y escaso, 4 puntos. Si los brotes de acné eran moderados y se extendieron en sus 20 años, 3 puntos. Si moderado y todavía de vez en cuando tienen brotes adultos, 2 puntos. Si es grave, con cicatrización residual en la edad adulta, pero no hay episodios de adultos mayores, 1 punto. Por último si es grave con cicatrización y brotes ocasionales adultos, 0 puntos.

2.3 ¿Alguna vez ha tenido una enfermedad de la piel diagnosticados como psoriasis, lupus, erupciones, urticaria, nevos pigmentados, golpes, queratosis actínica, carcinoma basocelular, carcinoma de células escamosas y el melanoma? Si no, dése 5 puntos. Para cualquier respuesta tome 1 punto alejado de 5, y si usted tiene 5 o más de los anteriores darse, 0 puntos.

Cualquier raza tiene tendencia a desarrollar acné. Las lesiones pigmentadas (por ejemplo, marcas de nacimiento y pecas) se pueden ver en todos los credos y colores. Por lo tanto la primera lección en la tipificación de la piel está más allá del color y se centran en los hallazgos físicos en cualquier color.

Paso3

Usted y su alrededor. Una vez que tenga una idea de su piel, Haga una mirada a su alrededor

¿Dónde estás? En un lugar seco o húmedo, Miami o Las Vegas? ¿Cómo se siente en su entorno? ¿Suda profusamente?
Esta su piel seca o quemada por el sol? Su entorno pueden ofrecer pistas sobre su tipo de piel, por la forma en que su piel reacciona al ambiente externo.

Por favor responda las siguientes preguntas

3.1 ¿Vive en un lugar seco o húmedo? Selecciona la categoría del entorno habitual. Tropical, desierto, de temporada, sobre todo en invierno, predominantemente verano. Una vez que categorice su ambiente por favor conteste lo siguiente.

3.2 ¿Usted vive en el mismo lugar en el que usted nació?
- Si la respuesta es Sí, dese usted mismo 5 puntos

3.3 ¿Cuántas veces has tenido quemaduras solares lo suficientemente graves como para causar molestias, ampollas y repique?

- Nunca, (5 puntos)
- Menos de 5 veces, (4 puntos)
- Menos de 10 veces, (3 puntos)
- Cada verano en una ocasión (2 puntos)
- A menudo, a pesar de que el uso de protectores solares (1 punto)
- Demasiados para recordar, casi nunca se utilizó protector solar desde la juventud, (0 puntos)

3.4 ¿Alguna vez ha sido expuesto al viento frío con formación de ampollas y quemaduras en la piel?
- Si la respuesta es no, date 5 puntos

Estamos casi terminado, sólo un par de preguntas más.

Paso4

Es su piel Grasa o Seca? Ambos casos valen 0 puntos.
El término medio (piel mixta) vale 5 puntos.
Los aceites naturales producidos por las glándulas en la dermis son la fuente más importante de la protección natural, nutrición e hidratación. El equilibrio es todo. Una producción de más de uno se abrirá hacia propensión de obstruir los poros y promoverá el desarrollo del acné y la rosácea. El equilibrio perfecto hace un brillo saludable y desprovisto de terrones, golpes y pigmentos.

El último paso consiste en una evaluación sencilla y pregunta.

Paso5

¿Qué edad tenía cuando notó su primera arruga?

Si su respuesta es 42 años o mayor dese 5 puntos.

- 39 y por encima dese 4 puntos.
- 35 y por encima dese 3 puntos.
- 32 y por encima dese 2 puntos.
- 29 y por encima dese 1 punto.

- 27 y por debajo dese 0 puntos.

Vamos a dividir los tipos de piel en cuatro categorías en función de su puntuación de la prueba de la piel.
En el siguiente capítulo hablaremos de los productos para la piel y los regímenes que se adapten a cada categoría.

Clase I, la piel de la maravilla. Si su puntaje es de 37 o por encima, usted está en una categoría única y óptima. Lo más probable es que, no importa lo que hagas, estás a un paso por delante de todos los demás. Este grupo tiene una piel brillante apariencia saludable, y, naturalmente, se ve más joven que su edad

Clase II, categoría "solución fácil". Si su puntaje es de 22 o superior, se ve mejor que la mayoría, pero lo más importante es que con un poco de cuidado y atención que son fácilmente accesibles, tendrá mejoras drásticas. Este grupo se caracteriza por una tendencia natural para estar bien con el mínimo esfuerzo. Imagine un poco de ayuda con los productos adecuados y régimen diario, llegar al "grupo de la piel maravilla" es definitivamente posible.

Clase III, 'en cuidado y cuidarse'. Si su puntuación es de 14 o superior, se trata de una categoría inferior al óptimo. Esto no quiere decir que no hay solución, definitivamente no; pero usted tendrá que trabajar duro para lograr un efecto óptimo. En esta clase los remedios preventivos constantes, aplicaciones diarias de diferentes productos, así como exfoliaciones, y las posibles estrategias menos invasivas tendrán una garantía con el tiempo.

Clase IV, 'trotamundos'. Si su puntaje está por debajo de 13 puntos es hora de abrocharse el cinturón de seguridad y aferrarse. Sólo con una atención constante y agresiva de los varios problemas presentes en la piel modificará el daño acumulado.

Vamos a discutir en detalle cómo abordar un plan de sanación personal de la piel para parecer más joven y sentirse mejor consigo mismo. Lo único que no tiene solución es la muerte, por lo que vamos a trabajar con usted, no importa la puntuación de la prueba de la piel.

Este libro se trata de ayudar a que se vea más joven... de su edad y más allá. Usted puede estar absolutamente seguro de que si vive lo suficiente, la temida arruga hará aparición en su rostro. Para hacer realidad un plan, un plan de juego, primero ten en cuenta la puntuación. Conocerse a sí mismo por pelar la estructura externa y mirar dentro.

La piel está conformada por la epidermis, la dermis y el tejido subcutáneo.

Nuestros genes y cómo reaccionamos a nuestro entorno constituyen los factores intrínsecos y extrínsecos que determinan los diferentes tipos de piel. El enfoque básico para el establecimiento de un tipo de piel es para juzgar que tan duradera y resistente es la protección externa, y la cantidad de sustancia que se produce por la fábrica glandular subyacente a la superficie dentro de la dermis.

Ahora considere su relación con el sol. No de la manera que significaba el faro egipcio, sino de la manera en que un surfista en la playa lo mira. Tome nota de cuánto tiempo pasa con la exposición directa y prolongada al sol. Reflexione sobre la frecuencia con la que ha ido a bañarse en el sol a lo largo de su vida, sin usar bloqueadores solares o cremas hidratantes después.

El tipo de piel está muy determinado por la forma en que reaccionamos, toleramos y nos exponemos al sol. Quemaduras de sol, ampollas de calor, bronceado, son todas reacciones a los rayos ultravioletas del sol. Más adelante cuantificaremos nuestra reflexión contestando algunas preguntas.

En mi investigación, el trabajo del Dr. Leslie Bauman fue muy esclarecedor. No sólo vive en mi ciudad favorita, Miami, también sus credenciales son impecables. El ofrece una idea de cómo determinar qué tipo de piel tiene, que se puede encontrar en su libro "La solución de tipo de piel".

Tengo mi propio enfoque para determinar el tipo de piel, considerando la fisiopatología (resultados anormales) de las reacciones cutáneas y cómo hay distinta varianza y enlaces comunes entre todos ellos.

Las células inflamatorias presentes en la piel pueden alterar y determinar la apariencia específica macroscópica y microscópica para cada tipo de piel. Una verdad científica conocida es que detrás de todas las lesiones cutáneas reactivas hay un estado de inflamación. Inflamado significa irritado, rojo y con comezón. Tal vez se manifieste como un bulto, mancha roja o espinilla. En cualquier caso, si usted mira con un microscopio, verá diferentes tipos de glóbulos blancos, o células inflamatorias donde no pertenecen. Diferentes tipos de inflamación y donde se encuentran en la piel se manifiesta en un problema benigno y simple con una solución fácil o quizás una situación crónica y predispuesta que requiera una amplia ayuda profesional. No pretendemos cubrir todas las enfermedades de la piel y el tratamiento adecuado, pero existe la esperanza de que los problemas comunes y solucionables puedan ser tratados de una manera estructurada y lógica

El tratamiento y la prevención de las arrugas, piel seca, erupciones cutáneas, exposición al sol se determinarán sobre una base individual. Antes de que pueda sugerir empíricamente cualquier crema, vitamina o proceso invasivo para curar la piel, usted está obligado a establecer su tipo de piel.

Skin Types	Characterisitcs	Genetic Origin
1	never tans, always burns easily, skin particularly light, freckles, redish hair (all babies and children)	Scandinavian, Celtic
2	skin somehow darker than Type1, freckles rare, tans slightly, high inclination to sunburn	Caucasians
3	skin light / light brown, no freckles, good tanning ability, very low inclination to sunburn	Central Europe
4	skin light-brown to olive, no freckles, very good tanning ability, very low inclination to sunburn	South Mediteranean, South American
5	skin olive in color, sun insensitive skin, very low inclination to sunburn	Middle Eastern, Asia, some Hispanics and Afro-American
6	skin deeply pigmented, sun insensitive skin, never burns	African, Afro-American

Considerar sólo el tipo étnico de la piel, no es lo suficientemente precisa para nuestros gustos. Esto será suficiente para la primera parte de su ejercicio al mirar su composición genética.

Tómese su tiempo para digerir lo que hemos cubierto hasta ahora, y prepárese para responder a algunas preguntas sencillas con honestidad.

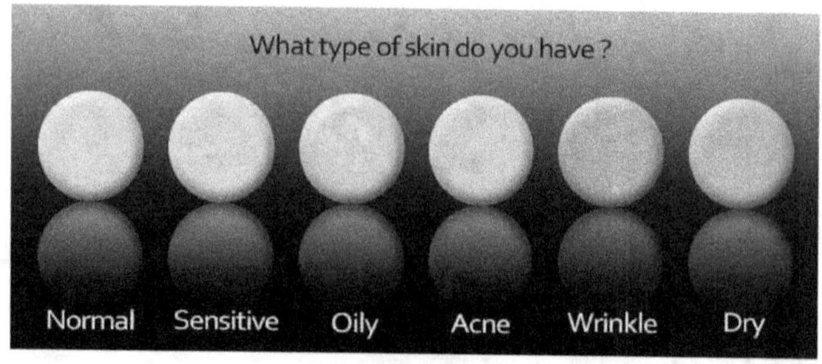

En esta foto observe que el punto no es determinar la apariencia exterior, sino establecer una característica general basada en sus tendencias pasadas y presentes.

Estas mismas categorías se pueden encontrar en una persona de cualquier color.

Estas fotos demuestran el arco iris entero de colores, pero cada uno puede estar seco, aceitoso, arrugado, o con acné. Debe tener alguna idea de las características que determinarán su tipo de piel.

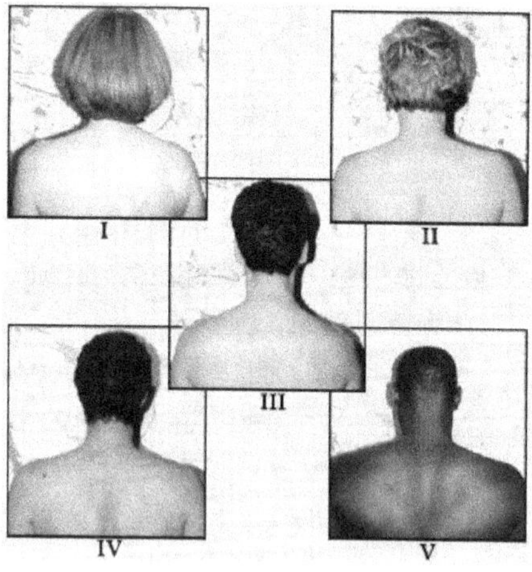

Piense en su pasado, las reacciones a la comida, el sol, las cremas y joyería, el propósito de todo este ejercicio es elegir y elegir el enfoque personal para cuidar sólo de su piel.

Lo primero que le pregunto a un paciente es "¿eres alérgico a algo?"

Mientras tanto, debe haber un esfuerzo enfocado para evaluar qué, cómo, cuándo y dónde se inició cualquier síntoma o signo

Básicamente, usted tiene algunas decisiones sencillas que tomar sobre la base de toda la información que hemos reunido.

1. ¿Qué tan duro es tu escudo?
2. ¿Qué tan apretada es la piel que te une?
3. ¿Está la piel húmeda la mayor parte del tiempo?

Cuánto tiempo pasas con la exposición directa al sol.

4. ¿Con qué frecuencia ha buscado un medicamento antihistamínico, anti-picazón o de acné?
5. En las fotografías, ¿tiene la piel un aspecto brillante?

Vamos a revisart su puntaje
- Si su puntaje es_________entonces vea el horario A.
- Si su puntaje es_________entonces vea el horario B.

Capítulo Catorce
Resuelva el Problema

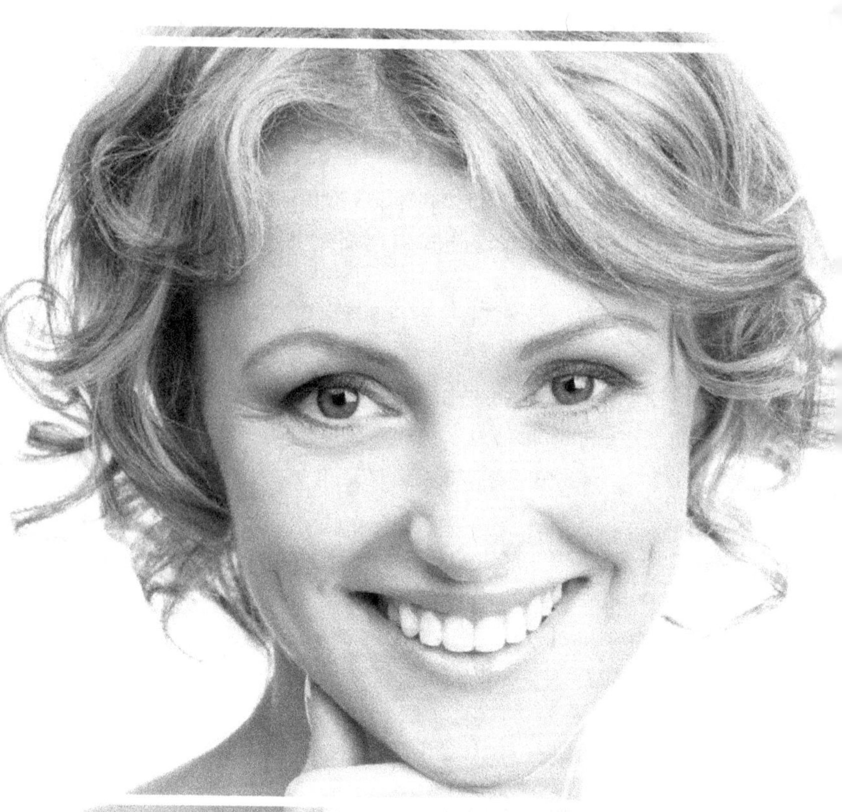

Solutions and Treatment Plans

No importa qué tipo de piel tenga usted o qué constitución genética tenga; todos necesitamos seguir ciertos principios básicos para mantener y lograr el aspecto óptimo de la piel.

Como todo en la vida, algunos de nosotros tenemos que trabajar más duro que otros. Las diferencias son cuantitativas y no cualitativas. Es decir, todos debemos seguir las mismas recomendaciones básicas, y buscar ayuda profesional cuando no hay mejoras.

En los capítulos anteriores escribimos sobre el medio ambiente y cómo el sol, el viento y como las diferentes exposiciones a cada uno afectan nuestra apariencia.

Por lo tanto, el sentido común es la base de este plan. Cuanto más temprano en la vida aprendemos acerca de nuestra piel, cómo y por qué cambia, mucho antes podemos tomar medidas preventivas. Las influencias generacionales y culturales parecen moldear nuestros patrones de comportamiento. Cuando yo era un adolescente, nadie parecía preocuparse por quemarse por el sol, más allá del dolor que causaría al día siguiente.

Hoy conocemos el cáncer de piel y los gradientes de exposición a los elementos naturales. Mis hijos nunca fueron expuestos al sol sin bloqueador solar adecuado, y siempre fueron tratados con hidratantes después de la exposición.

Por lo tanto, ya están en mejor forma, simplemente porque los hechos conocidos se aplicaron a la vida cotidiana.

Exactamente el mismo principio se puede aplicar a su dieta y otras opciones a lo largo del camino.

Los hechos científicos están ahí, simplemente necesitan ser incorporarlos en su vida.

Una cosa es cierta; La piel es el sistema de órganos más grande del cuerpo humano. La piel es parte y parcela, íntimamente conectada con cada sistema del cuerpo.

Separar el corazón, los pulmones, el estómago, el cerebro, etc ... una de las funciones de la piel, útil para entender la fisiología.

¿Cuál es el punto? que su dieta, el ejercicio y las condiciones nerviosas se reflejan en su piel.

Los componentes de un estilo de vida saludable no son objeto de debate. Todos sabemos lo que son.

Por lo tanto, antes incluso de hablar de aplicaciones tópicas, debemos ser claros que hay más para el cuidado de la piel que una crema o dos.

* El Paso uno se puede referir a un estilo de vida sensible, con la dieta adecuada, ejercicio, perspectivas y medidas preventivas para establecer las bases para una piel sana.

* El Paso dos es una limpieza adecuada de la piel dos veces al día. Hay decenas de agentes limpiadores en los estantes de las tiendas en cada esquina.

Nuestro objetivo es educar al lector en la elección de la correcta. Un limpiador eficaz debe ser formulado para eliminar la suciedad, el aceite, los contaminantes ambientales y cualquier residuo del maquillaje.

Todos los tipos de piel, excepto las altamente sensibles, responden a un "limpiador glicólico", en otras palabras, uno que contenga ácido glicólico.

El consumidor educado tendrá que tener una mirada cercana a los ingredientes para asegurarse de otros componentes esenciales en los productos que elija.

Recomendamos encarecidamente la adición de té verde natural junto con Aloe, ácidos alfa hidroxilo y cualquier otro antioxidante con un historial comprobado.

Tenga en cuenta que los hemos discutido en el capítulo # 9 de la poción de amor.

La técnica de aplicación es tan relevante como el limpiador de elección. Trate de usar las puntas de los dedos para aplicar con un suave movimiento circular.

Después de unos minutos, enjuague con agua a temperatura

ambiente y séquelo con un paño limpio.

* El tercer paso es un enjuague prolongado después de la limpieza, del proceso de exfoliación. Por cierto, ¿sabes lo que significa exfoliar? Bueno, es una manera elegante de decir limpieza profunda.

Literalmente significa remover las células muertas y desechos. Recuerde que la piel está compuesta de diferentes capas de células.

Las células atraviesan constantemente un ciclo de nacimiento y muerte, una reencarnación microscópica.

Después de la limpieza profunda la superficie superficial restante es muy sensible y vulnerable.

Al mismo tiempo, la piel está ahora lista para un régimen de equilibrio para llevar el pH. a la normalidad.

Depende de usted elegir el producto adecuado. Trate de discernir a través de los ingredientes, y vaya a la sección "Toner" del departamento de cuidado de la piel.

Recomendamos encarecidamente un tóner glicólico al 3%. Los ingredientes clave para buscar son Aloe, ácido glicólico, pepino y Hazel. Manténgalo lo más simple posible.

Todo el propósito de esta fase de tratamiento es promover la renovación continua de células que a su vez promoverá el rejuvenecimiento.

El tipo de piel de cada individuo determinará los tratamientos variantes y los toners aplicados.

Si su piel tiene un aspecto irregular, o áreas que Aparecen más oscuras o secas que otras áreas; Necesitará tratamiento adicional.

Un ejemplo de este tipo es el uso de Alfa Arbutin Serum.

Este compuesto tiende a imitar la hidroquinona. Este suero contiene altas concentraciones de todos los ingredientes naturales; Tales como el guisante, el kojic, el regaliz y el extracto de algas marinas.

La edad y las complicaciones adicionales tales como acné, rosácea o aspecto graso excesivo; a su vez requieren atención adicional.

Si usted ha tenido o tiene la tendencia hacia el acné, es importante agregar un tóner alfa beta después de una limpieza profunda.

Los ingredientes clave para buscar son ácido salicílico, ácido láctico, ginseng y butilcarbamato.

En el caso de que tenga la piel dañada por el sol, que es muy sensible; Un tóner de té verde hará magia.

Ahora busque un producto con extracto de té verde, glicerina hidantoína. Esto es mejor utilizado como un spray, que se puede utilizar varias veces durante todo el día, sólo para refrescarse un poco. La piel se sentirá fresca y calmada después de cada aplicación.

Si usted tiene más de 40 años de edad, y ya ha comenzado a ver la aparición de arrugas más profundas, a continuación, una crema anti-envejecimiento hidratante es necesario. Este libro trata sobre la simplicidad, no es un plan médico detallado. Dicho esto, recomendamos cualquier crema que contenga Octioxate, y dióxido de titanio. Otros ingredientes harán la crema más específica para cada tipo de piel. Vitamina A, ácido alfa lipoico, manteca de karité; Y todos los demás ingredientes mencionados en el capítulo 'poción de amor # 9' se sumarán a los resultados positivos.

Después de una cuidadosa revisión de toda la literatura científica y cosmética relevante para nuestra investigación; Creemos que una consulta personal puede ser de gran valor. Así que con la compra de este libro le ofrecemos una consulta gratuita única, específica para usted.

Mediante el uso de la presentación del cuestionario en el capítulo de tipo de piel, y una entrevista de Skype, podremos ayudarle más.

Conclusiones

"Vive una pacífica y armoniosa existencia"

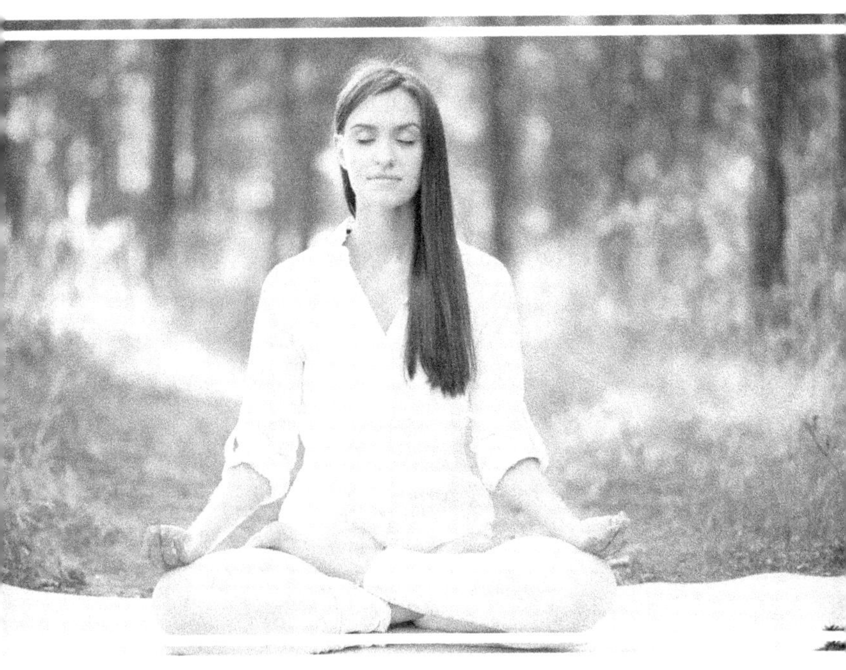

Así que ahora ¿qué?

Después de leer todos capítulos previos usted debe tener un poco de conocimientos fundamentales de la estructura básica y la función de piel. La piel es una barrera perfectamente diseñada y refleja nuestra constitución y estilo de vida. Compuesta por una estructura de células variables en constante cambio, que reacciona constantemente al ambiente, y suficientemente versátil para responder a la atención o abuso. Con la compra de este libro le ofrecemos una consulta gratuita específica para usted.

Este libro está destinado a ser didáctico, una conversación con cada lector, con la expectativa de que un auto-análisis que está en curso desde el capítulo uno. Entonces, ¿tienes una idea de tu tipo de piel? No hay necesidad de ser dermatólogo o científico para entender tu propia piel.

Aproveche los recursos que se dan en este libro para descubrir el pasado, presente y futuro de su piel. Inmediatamente comienza a tomar las medidas adecuadas para desacelerar el proceso de envejecimiento. Tienes que poner los pies en el suelo y ser práctico, darse cuenta de que nadie detiene las manos del tiempo, ni toma un descanso. Eso no significa que usted no puede ser audaz y atacar el daño hecho,

El tratamiento de los problemas aislados como manchas oscuras, acné, rosácea, espinillas, quemaduras solares, piel flácida y arrugas deben diseñarse según la necesidad. El terreno común se ve alterado por la composición genética, el estilo de vida y la conciencia.

Todos necesitamos ser reflexivos sobre la conservación y protección de nuestra piel. Como todo lo demás en la vida, algunos tendrán que trabajar más duro que otros. Muchos tienen protección natural y constitución fuerte, necesitan un esfuerzo mínimo. Algunos tienen graves daños debido a un tipo de vida de abuso, y la debilidad predispuesta reactiva rápidamente los cambios de deterioro.

Nuestra piel es una armadura semi permeable, que interactúa y simultáneamente nos protege de la naturaleza. Teniendo en cuenta todas las variantes de los tipos de piel y estilos de vida, y la necesidad de adaptar cada plan, vamos a echar un vistazo a los enfoques básicos comunes para el tratamiento de los problemas de la piel.

Esa persona, que es tan afortunada de tener una piel ligeramente pigmentada, sin historia de acné, puede relajarse completamente. Luego está el otro extremo del espectro, piel seca o aceitosa, flácida, historia de acné y quemaduras múltiples del sol; Ustedes tienen que ser agresivos e implacables.

Hay variables comunes.

La Limpieza y limpieza con los productos adecuados, está en las prioridades.

Tómese el tiempo para aprender e identificar los ingredientes que debe buscar, y los que evitar.

Un limpiador debe contener aloe vera, peróxido de benzoilo, algunos retinol, antioxidantes, y más ... pero nunca debe tener acetona, o alcohol.

Aquellos con piel muy seca deben buscar una base de pepino y algún tipo de crema fría para usar para la limpieza.

Usted puede agregar una máscara semanal a su rutina, y hay muchas para elegir, recomendamos el azufre o uno que tenga una base de gel calmante.

La protección solar es la clave. Una crema hidratante diaria con SPF 15, eucerin, aloe vera, ácido salicílico y/o jengibre es ideal; De nuevo el tipo de bloqueador solar será dictado por el tipo de piel.

Hidratantes son muy importantes en el restablecimiento y el mantenimiento de un brillo de piel sana.

Hay una puntuación de lociones hidratantes que son adecuadas. Muchas de las cremas antiarrugas en el mercado mejoran La humedad natural y generan nuestro propio proceso reactivo, eso si, deben examinarse sobre una base individual.

Manténgase alejado de cualquier producto con

afirmaciones falsas para hacer que usted se vea instantáneamente más joven. Esto no va a suceder, no hay vendedor de fórmulas mágicas en el mercado, que realmente funcionan.

Sin embargo, la cafeína, la vitamina E, el ginseng, el ácido láctico y la coenzima Q, pueden ser útiles.

Aquellos con daños en la piel, muy seca y una larga historia de problemas necesitan variar el día de los regímenes hidratantes nocturnos. Se recomienda encarecidamente la manteca de cacao, el aceite de canola, el alto contenido de aloe vera, el aceite de oliva y la manteca de karité.

Añadir a este régimen las máscaras de sueros o la infiltración, según sea necesario. Todo el propósito de este cuidado de la piel es para mantener fuera los irritantes y aumentar la resistencia barrera natural.

Evitar la inflamación o la infiltración de linfocitos en la dermis es clave para su éxito.

La tarea es disciplina, dos veces al día. Un régimen de mañana y noche.

Una rutina perpetua de la limpieza, aplicaciones de la crema de la piel, protectores solares y humectantes.

Tenga en cuenta que en el caso de piel dañada, recomendamos los tratamientos supervisados por un médico, como las exfoliaciones químicas, la microdermabrasión y los productos con receta médica.

Mientras tanto, debe centrarse en la meta, que es la restauración y mejora de la barrera de protección natural, la piel.

Hay una luz al final del túnel, y no es un tren que viene hacia usted.

Puesto que la piel está cambiando diariamente, hay nacimiento real y muerte de células cada día; Por lo tanto, con una protección adecuada contra irritantes y daños, una barrera completamente nueva puede ser generada con el tiempo.

Desde la parte inferior hasta la más superficial en la epidermis, nacen nuevas células todos los días.

Estas células migran lentamente hacia la superficie, reemplazando las células más viejas,

Estas células escamosas más viejas pierden su capacidad de reproducirse y se desprenden como una masa de queratina desprovista de núcleo o ADN. Por lo tanto, el punto es, mediante la aplicación de una rutina dos veces al día adaptada a sus necesidades específicas, de acuerdo con el tipo de piel y el estado de la piel, puede lograr un nuevo aspecto fresco.

Ahora vamos a ser muy claro, hay más que limpiadores y cremas.

Cada lector tiene que cambiar sus hábitos diarios. Hay muchas opciones que hacer. Al igual que cualquier cosa, cuanto más dones más obtienes, y el karma instantáneo se aplica al cuidado de la piel.

Para obtener el efecto óptimo, y los resultados que cambian la vida, sí que realmente debe eliminar una gran cantidad de malos hábitos y reemplazar esos obstáculos con positividad.

Así que obtienes lo que das, nadie está absuelto de los pecados del pasado.

¿Qué tanto quieres frenar el proceso de envejecimiento?

¿Cuánto quiere usted verse y sentirse más joven y saludable?

Si más jóvenes, más sanos, más felices ... son sus respuestas, entonces aquí están mis sugerencias fanáticas.

Usted es lo que come. Eres lo que bebes.

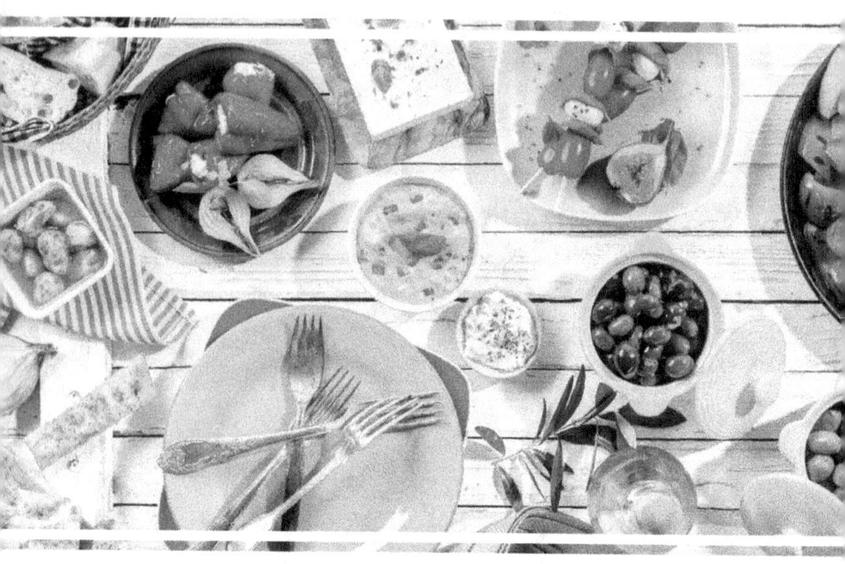

Si te conviertes en vegetariano, deja de consumir todos los intoxicantes y dedica tiempo cada día a la meditación, tu vida cambiará.

Vive una existencia pacífica y armoniosa con todos los seres vivos, verás enormes cambios, incluyendo una piel más sana.

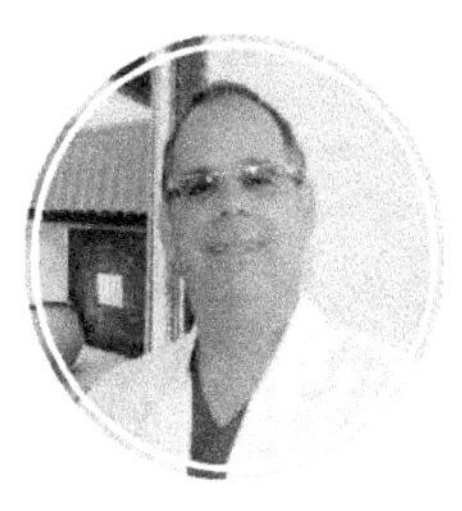

Hugo Romeu, MD

• Canta y se feliz •

Hare Krishna Hare Krishna
Krishna Krishna Hare Hare
Hare Rama Hare Rama
Rama Rama Hare Hare

Dr.hugoromeu@yahoo.com
www.RCEGroupUSA.com
www.romeuclinical.com
www.pharmrce.com.mx
www.farmaciarce.com
www.theclinical.org www.rerelab.com
www.reliableresearchlaboratory.com

Look Younger as you Grow Older
Aging Gracefully

NOTAS

www.ingramcontent.com/pod-product-compliance
Lightning Source LLC
Chambersburg PA
CBHW051748250726
48659CB00001B/303